协和护士说

造血干细胞移植那些事儿

编者名单

丛书主编　郭　娜　霍晓鹏

丛书副主编　夏　莹　马芳芳

主　　编　佘旻虹　马　慧

副 主 编　周　寅　张雪梅　修兰兰　杨啸茵

编　　者（按姓氏笔画排序）

马　慧　杨啸茵　佘旻虹　张雪梅

周　寅　周晓翾　赵　霞　修兰兰

郭盈盈

审核专家　常　龙

中国协和医科大学出版社

北　京

图书在版编目（CIP）数据

造血干细胞移植那些事儿 / 余旻虹，马慧主编．北京：中国协和医科大学出版社，2025. 8. --（协和护士说）. -- ISBN 978-7-5679-2695-0

Ⅰ．R550.5；R473.55

中国国家版本馆 CIP 数据核字第 2025XH8323 号

主　　编　余旻虹　马　慧
策划编辑　杨雪娇
责任编辑　李元君　聂志扬
封面设计　河北回声文化传播有限公司
责任校对　张　麓
责任印制　黄艳霞
出版发行　**中国协和医科大学出版社**
（北京市东城区东单三条 9 号　邮编 100730　电话 010-65260431）
网　　址　www.pumcp.com
印　　刷　北京联兴盛业印刷股份有限公司
开　　本　880mm×1230mm　1/32
印　　张　3.375
字　　数　65 千字
版　　次　2025 年 8 月第 1 版
印　　次　2025 年 8 月第 1 次印刷
定　　价　45.00 元

前　言

在浩瀚的医学星海中，内科犹如一座坚实的灯塔，引领着临床医学的航向。随着时代的进步和科技的飞跃，民众对健康知识的渴求越发强烈。在信息洪流中，如何筛选准确、科学的医学信息，成为当代社会的迫切需求。为此，我们精心策划了“协和护士说”系列丛书，旨在搭建一座连接专业与大众的桥梁。

本系列丛书广泛涉猎内科的多个领域，包括但不限于如心血管系统、呼吸系统、消化系统、泌尿系统及内分泌系统等，构建起一个全面而深入的内科知识网络。我们以问答为载体，针对患者及公众最为关心的内科问题，从疾病的根源、症状表现、诊断流程、治疗方案到预防措施，逐一进行详尽而通俗的解析。无论是高血压、冠心病的悄然来袭，还是感冒、肺炎季节变换，抑或胃炎、胃溃疡日常困扰，我们都将以科学之名，为您一一揭开它们的神秘面纱。

尤为值得一提的是，本系列丛书每一个问题均源自住院患者的真实关切，它们不仅是医学知识的探讨，更是患者生活体验的映射。通过这样的收集与整理，我们力求使科普内容更加贴近人心，更加符合实际需求，从而帮助每一位读者在面对健康挑战时，都能拥有更加从容不迫的心态与更加科学合理的应对之策。

此外，“协和护士说”系列丛书还是一座沟通医护与患者温馨的桥梁。医生与护士可借此向患者推荐相关的科普内容，不仅有助于患者更好地理解病情与治疗方案，更能激发他们参与治疗的积极性与主动性，形成医患双方共同努力的良好氛围。

在此，我们诚挚地邀请每一位热爱生活的读者加入这场健康知识的盛宴。无论您是对内科领域充满好奇的探索者，还是正在与疾病斗争的勇士，抑或关心家人健康的守护者，我们都将竭诚为您提供最权威、最实用的内科科普知识。让我们携手并进，在探索健康的道路上不断前行，共同守护生命的美好与希望！

郭　娜

2025 年 6 月

目　录

一 造血干细胞移植基础知识

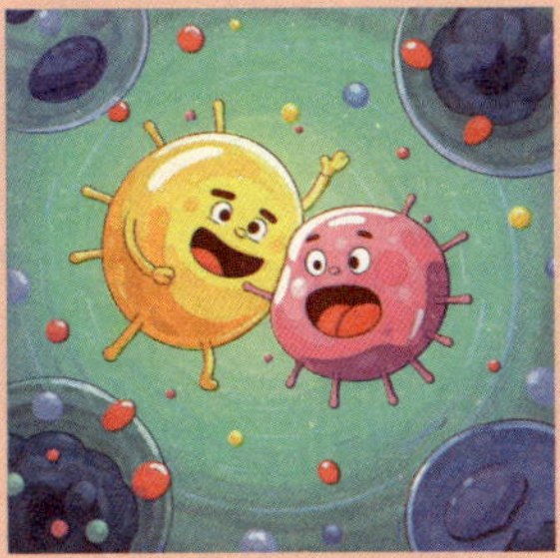

1. 什么是造血干细胞

造血干细胞可以理解为是人体内各种血细胞的“种子”，具有自我复制与更新的能力，能发育生成各种血细胞成分，包括红细胞、白细胞和血小板，也可以分化成部分具有免疫功能的细胞。造血干细胞主要存在于骨髓中，其次是脐带血、外周血中，外周血中造血干细胞的含量很低。

2. 造血干细胞移植是一种手术吗

科学地讲，造血干细胞移植是一种内科治疗手段，而不属于手术。造血干细胞移植是患者先接受超大剂量放疗或化疗，有时联合其他免疫抑制药物，清除患者体内的肿瘤细胞、异常增殖的细胞，然后再输入从自身或他人身体内采集出来的造血干细胞，以达到重建正常造血和免疫功能的一种治疗手段。

3. 骨髓移植和造血干细胞移植是一回事吗

“骨髓移植”是造血干细胞移植的一种方式，是狭义的造血干细胞移植。在以前相当长的一段时期，医生除了骨髓无法从其他途径获得造血干细胞，因此骨髓移植一直是主要的移植方式。随着医学技术的发展，外周血造血干细胞移植发展迅速，“造血干细胞移植”基本上替代了“骨髓移植”这一术语，因为造血干细胞不仅来源于骨髓，还可以来源于动员后的外周血中，还可以来源于脐带血，这些造血干细胞均可用于重建造血与免疫系统。

4．骨髓移植要抽骨髓吗

虽然人们还习惯于将造血干细胞移植俗称为“骨髓移植”，但其实现在的“骨髓移植”不一定抽取骨髓。近年来，“骨髓移植”已渐渐被“外周血造血干细胞移植”代替。造血干细胞移植分为三种类型：如果是单纯的骨髓移植，需要抽取骨髓，利用的是骨髓中的造血干细胞；有的患者可以通过特殊的动员方法，把骨髓中的干细胞释放到外周血进行采集，利用外周血的造血干细胞进行移植；还有一种方式是用脐带血提取造血干细胞进行移植。所以说骨髓移植不一定要抽取骨髓。

5．哪些人需要做造血干细胞移植

造血干细胞移植主要用于治疗血液系统肿瘤性疾病，如白血病、骨髓增生异常综合征、淋巴瘤、多发性骨髓瘤、再生障碍性贫血等。还有一些非血液系统疾病，如实体恶性肿瘤、先天性免疫缺陷病、急性放射病等也可以通过造血干细胞移植进行治疗。

6. 造血干细胞移植分哪些类型

根据干细胞供者的不同可以将造血干细胞移植按以下方式分类（图 1）。

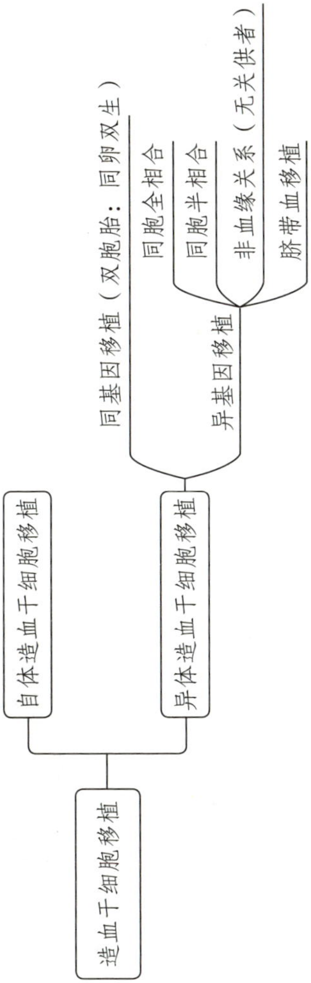

图 1 造血干细胞移植分类

7. 什么是自体造血干细胞移植

在特定的时期先将患者自身健康正常的造血干细胞采集出来并冷冻保存，待患者接受大剂量化疗或放疗后再回输给患者自己，使之重建正常的造血和免疫系统。自体造血干细胞移植通常适用于疾病处于很好缓解状态的患者。

8. 什么是异体造血干细胞移植

在移植过程中，回输的只要是别人的造血干细胞都统称为异体造血干细胞移植。正如输血需要血型相配，异体造血干细胞移植也需要经过配型才能考虑移植，其中检测的关键指标称为“人类白细胞抗原”（human leucocyte antigen，HLA）。我们把提供健康造血干细胞的人称为“供者”，接受健康造血干细胞的人称为“受者”(即患者)。

9. 什么是全相合供者

异体移植前供者和受者要进行配型，一般进行 HLA 的高分辨配型，看 10 个位点，如果供者与受者的 10 个位点完全相同，称为全相合供者。

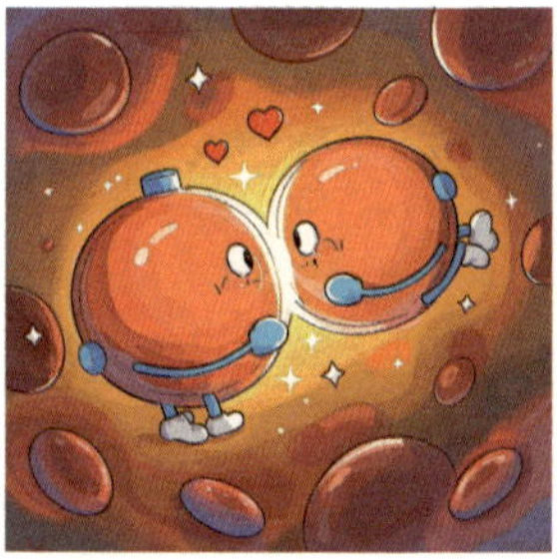

10．什么是半相合供者

供者与受者的 HLA 配型，10 个位点只有部分相合。这类供者仅限于在家属或者亲戚等有血缘关系的人员中选择。

11．什么是无关供者

无关供者也称为非亲缘（非血缘）供者，供者与受者没有血缘关系。无关供者一般是从中华骨髓库配型成功的捐献者，尽量选择 10 个位点全部相合的供者。如果情况紧急，可以放宽选择条件，选择 1 ～ 2 个位点不合的供者尽快移植。

12．什么情况适合做自体造血干细胞移植

自体造血干细胞移植主要适用于多发性骨髓瘤、淋巴瘤、POEMS 综合征、淀粉样变、危险程度较低的急性白血病患者，一些实体肿瘤、自身免疫性疾病（如红斑狼疮、多发性硬化）的患者，也可以考虑行自体造血干细胞移植。

13．什么情况适合做异体造血干细胞移植

异体造血干细胞移植主要适用于恶性血液病，如白血病、骨髓增生异常综合征、骨髓纤维化，也用于一些良性血液病，如重型再生障碍性贫血、地中海贫血、阵发性睡眠性血红蛋白

尿症。有一些淋巴瘤、骨髓瘤、实体肿瘤患者，医生也会建议做异体造血干细胞移植。针对儿童的一些先天性免疫缺陷和代谢性疾病也需要考虑做异体造血干细胞移植。

14. 自体造血干细胞移植的流程是什么

自体造血干细胞移植分为两个阶段：自体造血干细胞采集和自体造血干细胞移植。采集阶段：先通过药物将造血干细胞从患者骨髓中释放到外周血液中，再用专门的机器进行采集，采集的细胞经保护处理后在 -80℃冰箱保存或在液氮中长期保存。移植阶段：先进行大剂量的化疗或放疗，休息 1 ～ 2 天后进行造血干细胞回输，之后进入等待阶段，等待干细胞“开花结果”，同时给予各类对症支持治疗。一般在 2 周后，如果连续 3 天出现中性粒细胞计数≥ 0.5×10^9/L，血小板计数≥ 20×10^9/L，说明造血干细胞植入成功，继续观察几天后就可以出院了。

15. 异体造血干细胞移植的流程是什么

异体移植总体上可分为移植前准备、移植进行中和移植后恢复三个阶段。移植前准备主要包括供者的确定及对患者的全面评估及检查。完成相应准备后，患者进入移植舱进行移植前的预处理，同时准备采集供者的造血干细胞。预处理结束后 1 ～ 2 天，采集供者的干细胞输给患者，这一过程通常需要 1 ～ 2 天，之后进入等待阶段。在检验结果达标、病情稳定且无严重并发症时，医生会考虑让患者离开移植舱、转入普通病房，进入移植后恢复阶段。

16. 造血干细胞移植的并发症有什么

造血干细胞移植是目前有望能够治愈恶性血液病、骨髓造血衰竭疾病及部分免疫缺陷疾病的最主要方法之一，但由于预处理的损伤及对机体造血系统的清除、免疫系统的抑制，常会导致感染、腹泻、移植物抗宿主病、植入功能不良、出血性膀胱炎、移植相关血栓性微血管病等并发症的发生。遇到这些并发症，不要紧张，只要遵医嘱、配合医护的要求，基本都能得到解决。

17. 什么叫移植前预处理

预处理是造血干细胞移植过程中的重要环节，是指在造血干细胞回输前对患者进行超大剂量的化疗和 / 或放疗＋免疫抑制治疗，目的是进一步清除患者体内的肿瘤细胞，为造血干细胞回输作准备。不同的疾病会有不同的预处理方案，接受预处理的时间也有所不同。例如，多发性骨髓瘤的常用方案通常用药 1 ～ 2 天；淋巴瘤的常用方案通常用药 7 天。医生会根据患者的疾病类型、移植时疾病状态、合并症、脏器功能、体能状况、移植方式等来选择具体的预处理方案。

18. 为什么造血干细胞移植还要化疗

造血干细胞移植前，患者一般会接受一个疗程的超大剂量化疗、有时还会再加上大剂量的放疗，这种治疗称为“预处理”。这样做有三个目的：①清除骨髓里的细胞，为即将输注的干细胞腾出“空间”；②清除体内或骨髓中残存的恶性细胞，减少复发的可能；③抑制患者的免疫系统，使输进去的干细胞不与自身体内原有的细胞“打架”。

19. 为什么有些造血干细胞移植前还要进行全身放疗

全身放射治疗简称全身放疗，又称全身辐照，是异体造血干细胞移植前的一种预处理方案，可以杀灭体内残存的肿瘤细胞，同时作为一种免疫抑制手段减少排异反应，全身放疗还能杀灭骨髓细胞，使骨髓腔腾空，有利于移植的健康干细胞存活。

20. 全身放疗是怎么进行的

根据各医院的条件不同，全身放疗可以采取平卧、侧卧、站立或坐位。照射之前会进行定位，在皮肤上做标记。照射时医生会根据患者的实际情况，选择单次全身放疗或者分次全身放疗。大多数情况下会采用分次全身放疗，通常一天两次，连续三天。

21. 造血干细胞移植是越早做越好吗

造血干细胞移植的时机要恰当，并不是越早越好。无论是自体移植，还是异体移植，一般都会选在体内肿瘤细胞最少的阶段去做，也就是医生说的“完全缓解”或“非常好的缓解”阶段。例如，白血病的患者如果直接做造血干细胞移植，一方面大剂量化疗会使肿瘤细胞的代谢产物释放进入患者体内，对患者身体不利；另一方面，患者体内还有大量的白血病细胞，直接进行移植后疾病容易复发。因此，需要先进行化疗减少体内的肿瘤细胞，再进行造血干细胞移植。

22. 造血干细胞移植只能做一次吗

造血干细胞移植一般只需要移植一次，但有一些特殊情况需要进行两次移植，如高危的多发性骨髓瘤进行两次自体移植可减少复发。但是随着更多新药的应用，一次移植后患者往往会得到很好的缓解，不需要二次移植。还有一部分患者移植若干年后疾病复发，也可以考虑做第二次移植。

23. 只有亲属之间可以捐献造血干细胞吗

造血干细胞来源不一定只有亲属。在造血干细胞移植刚起步的时候，由于技术受限，当时要求供者与患者配型全相合，所以首先在兄弟姐妹之间寻找匹配的对象。如果没有合适的供者，可以去中华骨髓库中寻找。而现在，随着移植技术的不断进步，父母、子女、表兄弟、叔叔等亲属都可能成为合适的供者，为需要进行造血干细胞移植的患者提供了更多救治机会。

24. 对捐献造血干细胞的人有什么样的要求

捐献者的年龄一般要求在 18 ～ 45 岁，患者亲属可以适当放宽年龄限制，最高不超过 60 岁。要求身体健康，没有重大脏器功能障碍，没有传染病，配型符合要求。此外医院会对捐献者进行严格的体检，包括捐献者的血常规、肝肾功能、心肺功能、血糖、传染病等方面。

25. 血型不一样能捐献造血干细胞吗

血型不合不是捐献造血干细胞的禁忌。如果出现供者与患者血型不同，技术人员会将采集出来的供者骨髓进行去除红细胞和 / 或血浆的处理，避免发生溶血反应。

26. 什么是“舱”

“舱”又叫层流病房，是一个通过层流净化空调系统提供的相对无菌的环境。通过房间顶部的高效过滤器清除掉超过 99.9% 的直径大于 0.5 微米的尘埃粒子和细胞，从而达到基本无菌的程度。层流病房是一个收治因骨髓移植等原因导致免疫力极度低下患者的场所。

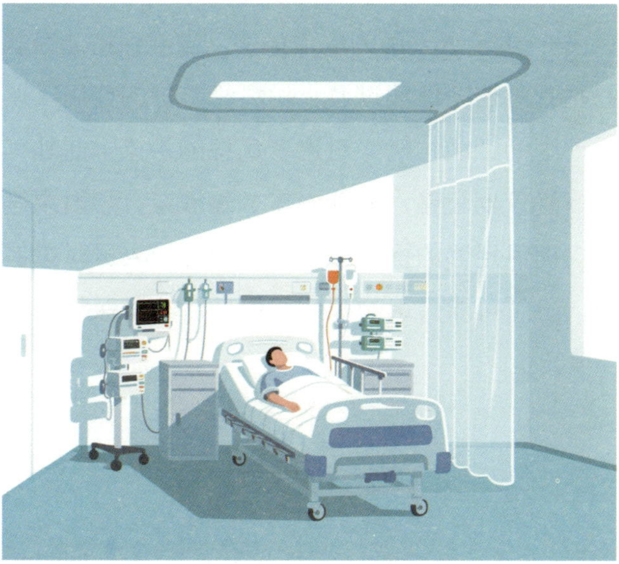

27. 为什么移植要住在“舱”里

患者在移植过程中会接受大剂量化疗或放疗，以最大限度地杀灭体内的病变细胞；同时化疗或放疗也会抑制患者的骨髓功能，此时患者的血细胞数量会降到非常低。此时患者对细菌和病毒没有任何抵抗力，特别容易发生感染并导致严重后果。为了让患者安全地度过骨髓抑制期，我们需要给患者提供全面的保护，其中一个重要措施就是提供一个尽量无菌的环境，而“舱”就能达到这个目的，因此在移植期间患者需要住在“舱”里。

28. 为什么患者住的“舱”外面还有一个房间

“舱”是一个接近无菌的层流病房，需要保持洁净状态。外面的房间起到对洁净环境过渡、隔离和防护的作用，以减少工作人员活动区的细菌、病毒对患者病房的污染。此外“舱”内可能需要各种仪器设备，如输液车、输液泵、注射泵等，这个房间还可以提供足够的操作空间，方便医护人员对患者进行治疗和护理。虽然可能会影响视线，但其目的是保障患者的治疗效果和环境安全。

二 造血干细胞的动员和采集

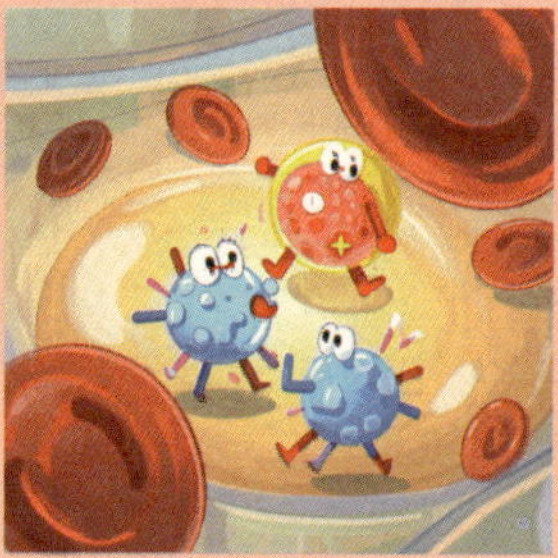

29．什么是造血干细胞动员

正常情况下，造血干细胞存在于骨髓中，在外周血中的含量极低，不能满足移植的需要。但外周血造血干细胞较骨髓造血干细胞更便于获得，因此医务人员会使用药物（动员剂）将骨髓中的造血干细胞“驱赶”到外周血，这个过程在医学上就被形象地称为“动员”。

30．造血干细胞动员的方法有哪些

健康供者一般采用单独打“升白针”（干细胞动员剂）的方式进行动员，自体移植患者常采用的动员方案是化疗＋“升白针”。通过化疗，把外周血中的白细胞降低，给骨髓里出来的造血干细胞“腾空间”，然后再打“升白针”，让造血干细胞从骨髓跑到外周血管里来。对于首次动员失败风险较高的患者，可以使用普乐沙福（一种新型动员剂）＋“升白针”，提高动员的成功率。

31．造血干细胞动员过程中出现腰疼是正常的吗

动员造血干细胞的过程中，可能会感觉到骨头痛痛的，身体也有些酸酸胀胀的，就像刚刚跑完一场马拉松，别担心，这些都是正常的现象。这是因为在动员造血干细胞时，它们正在

忙碌地增殖，让骨髓这个“小工厂”加班加点生产。虽然有点累，但只要给身体一点时间，这些不适感就会渐渐消失。如果疼痛明显，可以告诉医生，使用镇痛药物对症处理。

32. 造血干细胞动员过程中出现发热怎么办

造血干细胞动员过程中有的患者会出现低热，在停药一两天后即可消失。注意多饮水、进行适当运动，对人体的健康不会造成伤害，也不会留下不良后遗症。如果体温持续偏高或超过38℃，要及时与医生沟通，在医生的指导下用药，禁止私自用药，避免造血干细胞质量下降。

33. 什么叫“动员失败”

骨髓与造血干细胞的联系就像母体与胎儿之间的“脐带”。人体注射“升白针”之后，骨髓中产生大量的造血干细胞。造血干细胞一旦成熟，它和骨髓间的这些“脐带”自然断裂，并随着血液循环进入到外周血中，以便于我们采集出来。但是，有不少患者由于多次大剂量的化疗出现严重的骨髓抑制，或是其他原因导致造血干细胞与骨髓之间的“脐带”一直没有断开，我们无法从外周血中采集到足量的造血干细胞，称之为“动员失败”。

34. “动员失败”后就不能做移植了吗

初次动员不佳或失败的供者，需再次动员，可采取的方法包括增加化疗药物剂量、增加“升白针”剂量、联合使用新型造血干细胞动员剂（如普乐沙福）、加用骨髓采集、延长末次化疗与计划动员之间的间隔时间等。总之，初次动员失败不要着急，医生会有很多办法解决。

35. 自体移植中造血干细胞是采集得越多越好吗

患者回输的造血干细胞数量如果太少，“骨髓抑制期”会持续很长时间，甚至有细胞长不起来的问题。如果提高回输的造血干细胞数量，患者能缩短“骨髓抑制期”，尽快恢复造血功能。因此医学上设定了干细胞采集量“最低目标值”（$CD34^+$ 细胞数至少大于 2×10^6/kg）和“理想目标值”（$CD34^+$ 细胞数大于 5×10^6/kg）。尽管自体移植中回输的造血干细胞数量多对患者有益，我们也会尽量采集更多的造血干细胞，但并不是单纯追求更高的干细胞采集量，还会考虑到其他因素，如植入综合征等，具体情况还要具体分析。

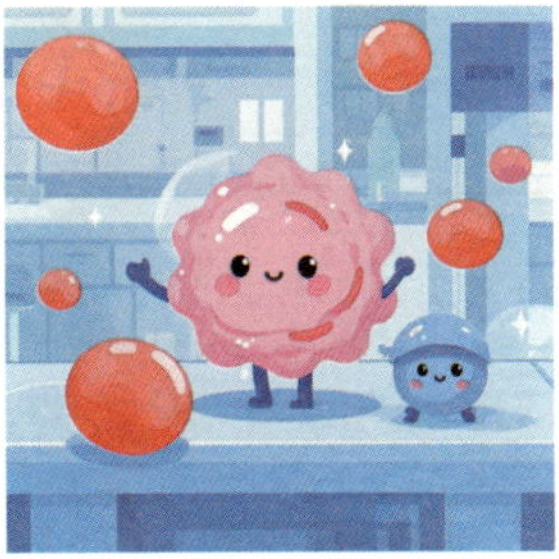

36. 异体造血干细胞移植时，输注的造血干细胞是不是越多越好

异体造血干细胞移植时，无论是从骨髓还是从外周血中采集造血干细胞，移植物中除了大量的造血干细胞，还会混有 T 淋巴细胞等免疫细胞。这些免疫细胞一方面可以促进造血干细胞的植入，另一方面也会把患者的组织或器官当成异物进行攻击，从而发生移植物抗宿主病。采集的造血干细胞数量越多，移植物中混入的 T 淋巴细胞等免疫细胞就会越多，移植物抗宿主病就会越重。因此，回输的造血干细胞应该达到一定数量要求，但也不是越多越好。

37. 异体造血干细胞移植时，对回输的造血干细胞数量有什么要求

异体造血干细胞移植后，患者重建造血功能的关键在于输入的造血干细胞的质量和数量。也就是说，供者捐献的造血干细胞不仅要有良好的质量，同时还需要达到足够的数量。一般是根据患者的体重来计算需要输注的干细胞的数量。目前公认的标准是：患者体内植入所需的造血干细胞的最低数量为 2×10^6/kg。假如患者体重为 60kg，那么需要至少采集 120×10^6 个造血干细胞。根据这一数量，健康供者一次捐献外周血 200 ～ 300 毫升，捐献骨髓为 500 ～ 1000 毫升，才能满足移植的需求。

38．造血干细胞数量没采够怎么办

自体移植患者可进行二次动员采集。对于健康供者而言，可增加采集次数或增加骨髓采集。无论自体移植或健康供者，也都可以考虑单独或者是联合使用新型造血干细胞动员剂，如普乐沙福。总之，细胞数量没采够也不用担心，医生会根据患者实际情况采取针对性措施来解决。

39．二次采集造血干细胞对供者有影响吗

如果患者移植后疾病复发需要第二次造血干细胞移植，同一健康供者再捐献一次造血干细胞是可以的。捐献造血干细胞不会损害健康供者的身体健康。一般来说健康供者第一次捐献干细胞后没有乏力、贫血等不适，即可进行二次造血干细胞采集。

40．第一次造血干细胞采集到第二次采集应间隔多长时间

第一次造血干细胞采集到二次采集的间隔时间最好在 3 个月以上。具体间隔时间由医生结合患者的需要和供者的身体条件综合考虑。

41. 采集造血干细胞需要进手术室吗

采集外周血造血干细胞通常在采集室进行，在病房床旁也可以采集。无需进入手术室，也无须麻醉。

42. 造血干细胞采集过程是什么样的

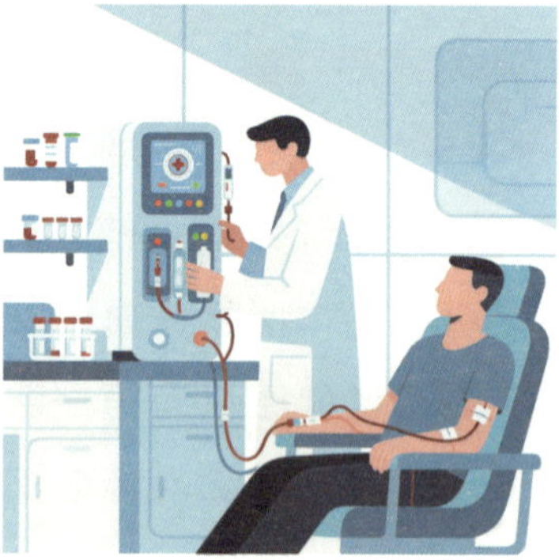

采集造血干细胞时工作人员一般从被采集者双侧肘部分别穿刺静脉，连接专用的管路，然后使用专门的机器引出患者的血液，从中分离出造血干细胞，并将分离后的其他血液成分输送回患者体内。一些血管条件不好的患者，可能会使用中心静脉作为血管通路。

43. 造血干细胞采集会造成贫血吗

健康供者在捐献骨髓或外周血造血干细胞后，可通过自身恢复补充人体损失的血细胞。许多自体造血干细胞采集的患者在采集前就存在不同程度的贫血及血小板减少，采集过程也会有红细胞及血小板的丢失，所以采集后贫血及血小板减少比较常见，一般需要 1 ～ 2 周才能恢复，必要时可以输注红细胞或血小板。

44. 造血干细胞采集前需要补充营养吗

采集前几日需要进食高蛋白、高热量、含钙高的食物，如肉类、豆制品、奶制品。但注意不要进食高脂食物，如肥肉、油炸食品、动物内脏等。

45. 被采集者需要提前作什么准备

医护人员会提前评估采集者拟使用的静脉血管条件，注意对选择的血管进行保护，避免行其他采血、静脉输液等治疗。被采集者需提前告知医生是否服用影响凝血功能药物，如阿司匹林、非甾体抗炎药等。采集前 1 ～ 2 天练习床上大、小便，以防因床上排便困难导致采集中断。提前一天备好尿垫、尿壶（男）或便盆（女）、吸管。注意休息，避免受凉感冒，放松心情，前一晚必要时可服用助睡眠药物。采集当天，被采集者上机前排空二便。

46. 造血干细胞采集期间可以让家属陪护吗

由于采集期间限制患者采集侧的肢体活动，基本属于卧床状态，生活自理受到影响，因此有条件的患者可以让家属陪护。

47．造血干细胞采集期间对饮食有要求吗

采集前一晚和采集当日进低脂饮食，不能空腹，防止低血糖发作。采集当日早晨禁用奶制品、豆浆、蛋白粉等高蛋白及高油脂食物（该类食物进入体内有可能引起血浆混浊或呈乳白色，导致机器识别受干扰，从而影响采集效果）。

48．造血干细胞采集过程中可以正常吃喝吗

造血干细胞采集过程中会有部分血液暂时离体，为保证充足的血液循环量，鼓励被采集者多饮水，正常进食低脂肪餐。

49．造血干细胞采集过程中可以活动吗

为保证一定的血流速度，采集所使用的针头较普通针头粗且锋利，穿刺成功后请尽量保持穿刺肢体制动至采集结束。静脉血管条件差者将置入深静脉管路。因此采集过程中坐起进食及需要排便的时候需要有人协助，避免管路受到牵拉。

50．造血干细胞采集过程中会出现什么不适症状

造血干细胞采集过程中部分患者会出现不同程度的口周、面部及四肢末梢麻木，严重者可出现手指抽搐、胸闷、大汗淋漓等。少部分患者会出现食欲下降、恶心呕吐。还有部分患者

会出现血管痉挛。如出现上述症状，不要紧张，及时告知医生，医务人员会对症处理，大多数不适症状可很快缓解。

51. 造血干细胞采集过程中出现口唇麻木甚至抽筋是怎么回事

造血干细胞采集中使用抗凝剂（枸橼酸钠溶液最常用）来防止流入采集仪器的人体血液发生凝固。在血液输送回人体时，该抗凝剂会与血液混合回到被采集者体内。而枸橼酸钠可能会引起低钙表现，如口周、四肢麻木或抽搐。该症状会随饮水及排尿增多而逐渐减轻并消失，必要时医生会给予被采集者静脉输液补充钙离子。

52. 造血干细胞采集过程中出现恶心甚至呕吐是怎么回事

造血干细胞采集过程中用到的抗凝剂，如枸橼酸钠溶液，可能会引起恶心或呕吐不适。采集结束后，补充饮水、增加排尿可以加速抗凝剂的排泄和代谢，症状将自行缓解。此外，部分患者由于进食不佳等原因导致血液中钾离子浓度下降，也可能引起上述症状。此时，医务人员评估患者情况后会给予补钾治疗，症状将逐渐缓解。

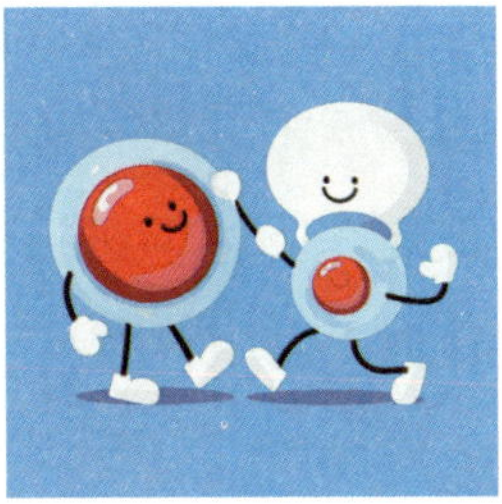

53. 造血干细胞采集过程中出现血管痉挛是怎么回事

被采集者如果出现紧张、恐惧的心理，或者伴有受凉和疼痛等刺激均可引起血管痉挛。被采集者如果紧张焦虑，可通过听音乐、与陪护家属聊天等转移注意力。可通过提高室温、保暖等方法缓解冷刺激和疼痛导致的血管痉挛。

54. 采集造血干细胞需要多长时间

根据采集细胞数量要求，有些患者仅需采集一天即可，有些患者可能需要采集 2 天。每天采集 3 ～ 6 个小时。

55. 采集完的造血干细胞是怎么保存的

采集完的造血干细胞需要根据患者不同的移植需求，在不同的时间输注。自体移植的患者从采集到输注可能需要数周至数月，需要选择恰当的储存方式才能保持采集的造血干细胞活性。目前大部分医院采用两种方法进行保存，一种是 -80℃的低温冰箱，另一种是在液氮中冻存。而异体造血干细胞移植时，只需在回输前进行采集，采集后直接回输新鲜的骨髓或外周血造血干细胞。

56. 采集完造血干细胞需要休养多久

采集结束后居家休息 1 ～ 2 周，避免剧烈运动、过度劳累。如有不适，及时就诊，若无不适，1 ～ 2 周后可恢复工作或学习。

57. 造血干细胞采集对捐献者会造成伤害吗

造血干细胞的特性是不断自我更新及能定向分化为各种具有功能的造血和免疫细胞。人体的各种细胞每天都在不断生成 - 衰老 - 凋亡地循环往复。因此，健康供者在捐献外周造血干细胞后，可通过自身的造血干细胞不断补充损失的血细胞，1 ～ 2 周内血液中的各种血细胞可以恢复到原来的水平。所以，造血干细胞采集对捐献者不会造成伤害。

58. 乙肝患者能捐献造血干细胞吗

乙肝表面抗原阳性的供者可能会将乙肝病毒传染给受者，所以要尽量避免乙肝表面抗原阳性的人作为供者。但如果没有其他配型相合的供者可以选择时，在权衡利弊之后，乙肝患者也可以作为供者捐献造血干细胞。

59. 糖尿病患者能捐献造血干细胞吗

如果供者是一名糖尿病患者，在没有其他合适的供者可以选择时，需要评估供者是否符合以下要求：血糖得到有效控制，同时没有其他脏器功能严重损害，经移植中心的医师和内分泌科的医师评估可以耐受造血干细胞动员和采集过程。符合要求的糖尿病供者是可以捐献造血干细胞的，对身体不会造成影响。

60．采集后静脉穿刺点为什么会有血肿

并不是所有供者都会产生静脉穿刺点血肿。产生血肿的原因可能跟采集过程血小板较快下降，还有采集针头较粗有关。采集完毕拔针后一定要用示指、中指、无名指三指并拢按压，按压足够时间，观察穿刺点有无出血现象。为了防止出血和血肿形成，短时间内避免用热水擦洗局部，拔针后 24 小时之内不要洗热水澡。

61．静脉穿刺点血肿多久可以吸收

血肿一般需要 1 ～ 2 周的时间才能够完全吸收。在血肿发生 1 ～ 3 天可以进行冷敷，这样可以收缩血管，避免血肿的增大。3 天之后可以进行热敷，促进血肿的吸收和消散。

62．供者采集完造血干细胞之后还需要复查吗

供者在采集完造血干细胞后要按医嘱复查。采集干细胞 1 周后复查血常规、肝功能等，大部分患者血常规可恢复正常。这期间如果出现不适，要及时就诊。

三 造血干细胞移植前准备

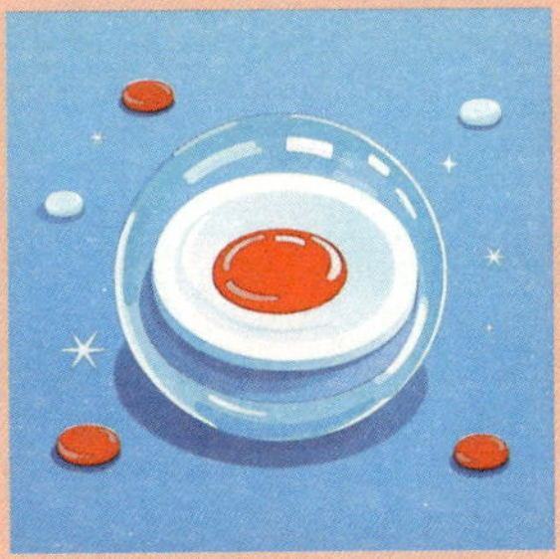

63. 采集完造血干细胞多久可以进行移植

由于治疗或排队进舱的需要，很多患者不是在造血干细胞采集完成后马上进行自体移植，通常需要等待一段时间。此外，采集过程血小板和其他血细胞有一定的损耗，需要 1 ～ 2 周才能完全恢复。在休养的这段时间，患者可以为移植作些准备，尽量少去人多拥挤的地方，避免感冒。

64. 造血干细胞移植前为什么要做全面查体

首先，造血干细胞移植有一些禁忌证，排除禁忌证的患者才能接受治疗，如肿瘤、传染病等。其次，还要全面检查患者体内有无潜在的感染灶，提前治疗后才能接受移植。通过全面评估患者的脏器功能，预估移植风险，为每位患者“量体裁衣”，制订个性化的治疗方案。

65. 口腔有龋齿可以做造血干细胞移植吗

造血干细胞移植前关注口腔卫生是移植准备工作中非常重要的一部分，如果口腔内有龋齿，必须经过治疗后才能进舱。在移植前 1 ～ 3 个月需要进行口腔检查，及时治疗或拔除患牙，拿掉矫正器，治疗牙龈、牙齿的隐性感染灶或口腔溃疡；向口腔科医生说明要进行造血干细胞移植，决定是否需要使用抗生素或其他预防治疗。

66. 规律透析的患者可以做造血干细胞移植吗

原则上可以。肾功能不全并不是自体移植的禁忌。即使患者需要规律透析，也并非不能接受移植，但对移植中心的要求较高，需要有床旁血滤条件。

67. 感冒了可以做造血干细胞移植吗

在造血干细胞移植之前出现了感冒的症状应该积极治疗，需要多喝水，多休息，多吃富含维生素 C 的新鲜水果和蔬菜，可以增强身体的免疫力，促进感冒痊愈，而且没有任何的副作用。如果感冒的情况比较严重，应及时找医生就诊，待感冒彻底痊愈方可进行移植。

68. 造血干细胞移植前“皮肤无菌化处理”是什么意思

移植前医生通常会让患者每天使用药物滴眼、滴外耳道、涂鼻腔、漱口、坐浴，还要求每日淋浴。入住层流病房（进“舱”）当天还需要使用专门的消毒浴液进行淋浴。所有这些措施都是为了尽可能清除体表的细菌，减少造血干细胞移植过程中感染发生的风险，这就是所谓的“皮肤无菌化处理”。

69. 进"舱"当天"药浴"是怎么回事

"药浴"是指患者进"舱"当天在移植患者专门的淋浴间用专门的消毒浴液洗澡，目的是清除身体表面的病原微生物。患者首先用清水打湿全身，然后使用消毒浴液涂抹全身并揉搓，按照从上到下的顺序涂抹消毒浴液，沐浴液在身上停留时间需超过 2 分钟，清水冲洗干净后再按上述步骤洗一次。特别要注意皮肤褶皱部位的清洗，可用棉签给予清洗鼻腔、外耳道、脐部。这里介绍的是淋浴的形式，目前有些移植中心采用擦浴的形式，有些采用泡澡的形式。

70. 造血干细胞移植前医生为什么要开很多药膏药水

正常人体的皮肤有很多定植细菌和机会致病菌与我们和平共处，当人体免疫力极其低下的时候，这些细菌会导致感染的发生。在移植前，需要这些"药水药膏"帮助我们清除一部分定植菌，同时也可以预防结膜炎、角膜炎、外耳道炎等感染的发生。

71. "无菌饮食"是什么意思

无菌饮食是指最大限度地杀灭食物中的细菌等微生物，方法包括高压蒸汽灭菌和微波灭菌。前者是将做好的饭菜放进金属饭盒使用高压锅加热 15 ～ 30 分钟；后者是将做好的饭菜放入微波炉专用饭盒，使用微波炉高火的模式加热 5 分钟。“无菌饮食”是预防胃肠道细菌感染的有效措施。

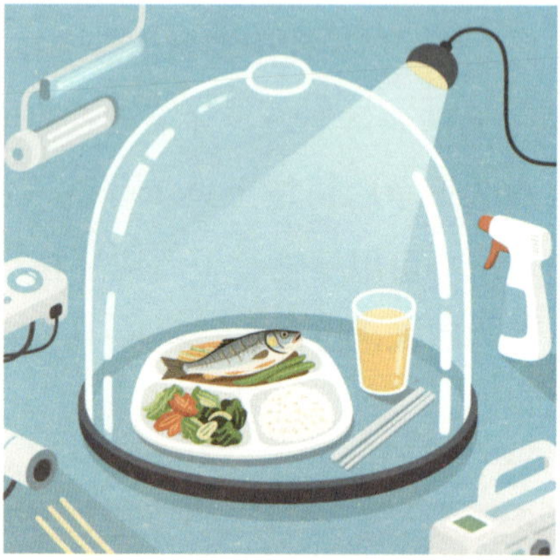

72. 造血干细胞移植前能吃外卖吗

造血干细胞移植前的饮食需遵循新鲜、卫生、干净的原则。注意蔬菜、肉类、海产品均要洗净做熟，菜板应生熟分开。很多小商家提供的外卖不能保证食材的新鲜及卫生，因此不建议吃外卖。

73. 造血干细胞移植前能泡温泉吗

温泉水不是经过消毒的，而且多人混浴有使污水进入泌尿系统或者生殖系统造成逆行感染的可能，因此不建议泡温泉。

74. 造血干细胞移植前能跑步吗

患者可以根据平日的习惯和自身的身体条件选择比较温和的锻炼方式。如果平素身体素质较好，有跑步的习惯可以继续锻炼。锻炼既有利于强壮体格、锻炼心肺功能，也有舒缓压力、促进身心健康的作用。

75. 造血干细胞移植前能喝酒吗

不能。酒精会刺激消化道黏膜，而且酒精也会加重肝脏的代谢负担。

76. 进“舱”需要准备什么东西

进“舱”需要携带各类生活物品，但都需要经过消毒或灭菌处理后才能给患者使用。有的物品可以直接买到灭菌级别的，有的需要提前交给护士送到医院消毒供应中心进行灭菌，有的可以通过消毒湿巾擦拭带进舱。因此进舱前各个医院移植病房的护士都会给患者提供一份详细的清单和说明，家属按照要求准备即可。

77. 进“舱”前为什么要剃光头

患者在化疗后会有严重的脱发现象，毛发脱落在床单上，会让人有不舒服的感觉，且床单不易清理。因此在进“舱”前一天一定将头发剃光。女患者如果不能接受剃光头发的情况，可以买棉质的手术小花帽带进舱，这样既美观又实用。

78. 进“舱”前为什么要做静脉插管

这里的“静脉插管”是指放置经外周静脉穿刺的中心静脉导管（PICC 导管）或深静脉导管。与外周静脉套管针相比，这种静脉插管更能满足治疗需要，还能避免化疗药物、静脉营养药物对外周血管的刺激损伤。患者在造血干细胞移植治疗过程中需要接受大剂量化疗、补液，回输时需要输注造血干细胞（包括骨髓 / 外周血干细胞），白细胞下降后还会间断输注红细胞和血小板、抗生素及静脉营养，因此放置 PICC 导管或深静脉导管非常必要。

79. 静脉插管后的注意事项有什么

目前多数医院进“舱”前常规留置 PICC 导管。穿刺后 24 小时内，减少置管手臂的弯曲，睡眠时避免压迫置管肢体，避免置管手臂过度用力，衣服袖口不可过紧。24 小时后可以在医护人员的指导下做握拳活动，有助于促进患肢的血液循环，预防血栓发生。进舱当天洗澡应使用保鲜膜包裹置管上臂进行淋浴。在带管过程中，保持穿刺点周围皮肤的干燥，避免碰水。如果穿刺点出现红肿、渗液、敷料松动等现象及时告诉医务人员。置管手臂还应尽量避免提重物，以免发生导管移位等情况。

部分医院会采用输液港、颈内静脉或锁骨下中心静脉插管。其中，输液港和锁骨下的插管位置基本不影响患者日常活动；颈内静脉插管的患者应注意避免脖子大幅度扭动，睡眠时避免压迫插管侧。

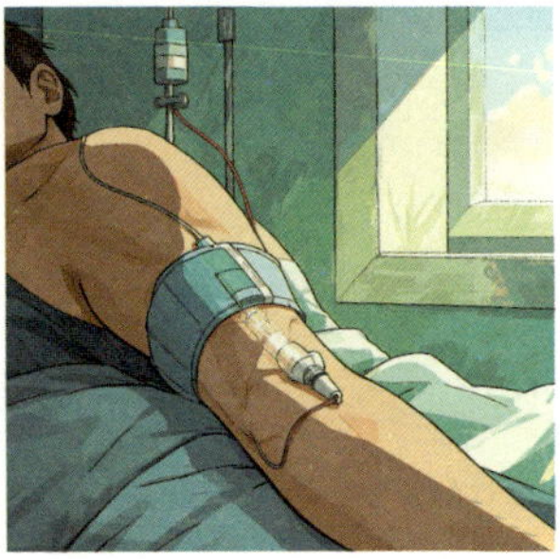

输液过程中穿刺部位有任何不适，应第一时间告知护士。

80. 静脉插管什么时候拔掉

进“舱”所插 PICC 导管或深静脉置管如果没有出现感染等异常情况，通常在出院时由病房医生拔除。如果是置入的输液港，则需要预约介入科，由介入科医生拔除。

81. 进“舱”的流程是什么

通常在进“舱”前一天或当天放置 PICC 导管或深静脉导管；准备好所有进舱物品交给护士；在护士的引领下进入药浴间，使用专用浴液进行淋浴，全程有护理员或护士协助和指导；完成药浴后更换灭菌病号衣裤，在护理人员引导下进“舱”；责任护士会向患者介绍“舱”内环境，并指导如何正确放置物品，如何使用“舱”内的各类设施，以及“舱”内注意事项；测量体重，进行进“舱”后的评估；护理人员给 PICC 导管或深静脉导管进行换药。以上步骤完成后正式进入“舱”内治疗阶段。

82. 全身放疗前需要注意什么

全身放疗前要保持营养的平衡、健康的饮食、适当的运动。放疗开始定位前提前沐浴，保持皮肤干净。定位时医生画在身上的标记线非常重要，千万不要擦掉，每天要自查，标记线不清晰时，及时找主管医生重新描画，禁止自行描画。放疗前照射区域内不可以贴胶布、涂抹药膏，不可擦油剂护肤品。摘除佩戴的金属饰品，避免增加放射吸收，导致皮肤损伤。

83. 全身放疗后需要注意什么

全身放疗后皮肤可能会出现发痒、红斑、脱皮、水疱及放射性皮炎，远期可能会有色素沉着，避免手指抓挠，保持局部皮肤干燥。衣物要柔软，透气性良好。每天温水清洗，用柔软的毛巾，避免用力擦洗，不要使用刺激的药物（如酒精）擦洗皮肤。

放疗后可用冰水漱口，每次 2 ～ 3 分钟。一周内不用醋酸氯己定、碳酸氢钠漱口，不要用牙刷刷牙。可用生理盐水、康复新液交替漱口，贝复济、透明质酸等保护口腔黏膜。饮食上注意避免辛辣刺激、过热、过硬食物。

84．全身放疗期间有什么不适症状

恶心、呕吐、皮肤瘙痒、脱发、乏力是放疗常见的副作用。因此在放疗期间，不能吃辛辣或刺激性的食物，避免对胃部造成伤害。放疗部位出现皮肤瘙痒，不要抓挠避免感染；出现少量脱皮也属于正常现象，不必紧张。有皮肤破损、疼痛等异常情况及时告知医生。放疗导致的脱发是暂时性的，头发在后期能慢慢长出来。脱发期间，爱美人士可以戴假发。

85．全身放疗期间如何保证营养

放疗期间要少食多餐，吃软食或半流食，如面条、粥类。吃高蛋白、高热量、低脂肪、易消化的食物，不吃油炸、过硬、生冷、辛辣刺激的食物。要注意多饮水，成人每日 3000 毫升，儿童每日 1000 毫升，增加尿量，促进因放疗导致肿瘤细胞大量破裂死亡后释放出的毒素排出，减轻全身放疗反应。

四 造血干细胞移植中面临的问题

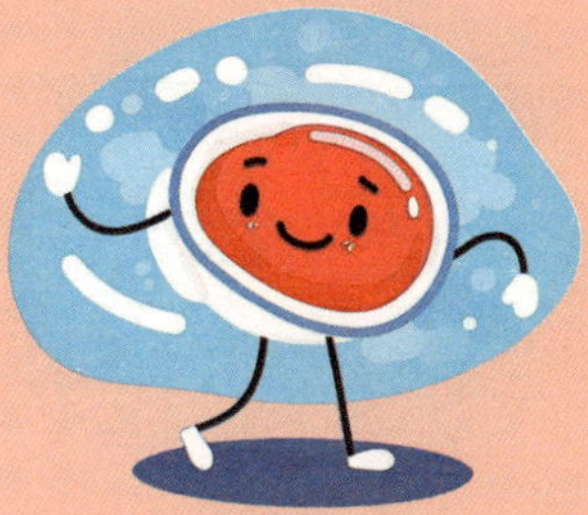

86. 如何保持乐观心态，正确面对移植期间的困难

所有进舱的患者应该准备好迎接困难的挑战，坚持就是胜利。医护人员也将始终陪伴着患者。研究表明，感恩、希望、坚持等积极的心态，有助于身体的康复及功能的恢复。适度的活动也能缓解疲劳、改善睡眠、调节情绪。

所以舱内最重要的是找到能帮助自己打发时间、调整情绪的方式，让自己动起来。例如，规律的生活与活动，配合护士参与自我管理，追剧、看电影、看书、听音乐、听评书或相声，与家人朋友视频通话，跟工作人员聊天倾诉等。

87. 有烟瘾的患者进“舱”怎么办

建议一定提前戒烟，否则在“舱”内的戒断症状有可能干扰医生对病情的判断，而且患者自己也会很难受。可以在药店等地方买戒烟贴使用。

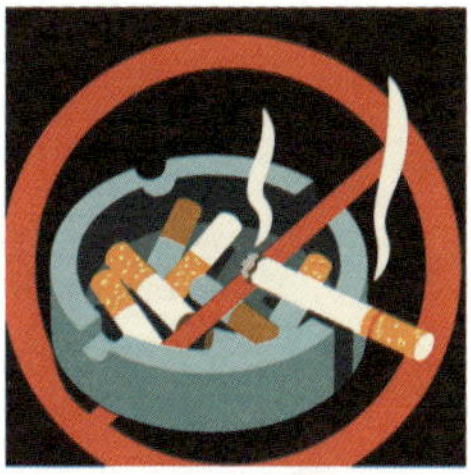

88. 如何减轻化疗痛苦

首先，进舱前应注意调整饮食，增加营养摄入，保证饮食均衡，多吃高蛋白、高热量的食物，适当锻炼身体，使身体保持良好的营养状态。预处理期间少食多餐，每天可以吃 4 ～ 6 餐，

可食用半流质、流质及清淡、易消化的食物，如粥类、面条、馄饨、鸡蛋羹等。同时，保证充足的睡眠，适当活动，使体能维持在较好的状态。提前了解用药方案和可能出现的不良反应，对相关的症状和处理措施做到心里有数，才能冷静面对副作用的到来。化疗期间，适当多喝水，促进化疗药物的排泄。

89. 听说进“舱”跟坐牢一样是吗

造血干细胞移植的患者需入住层流病房，目的是尽最大的可能保护患者避免感染。因此在患者白细胞达到出“舱”标准前需要一直住在一个8平方米左右的房间内，活动范围受到限制。通常，层流病房除了基本的生活设施，还安装了有线电视及视频探视系统。患者也可以带书、手机、笔记本电脑、平板电脑等电子设备进舱，基本可以满足日常娱乐和跟家人的沟通。此外，医护人员也会经常与患者交流和互动，让患者不会感到寂寞。因此，进“舱”跟坐牢一样的说法是不科学的。

90. 进“舱”能有人陪吗

为维护层流病房的无菌环境，一律不允许患者家属进层流病房探视及陪床。家人和朋友可以每天通过视频电话或微信视频与患者沟通交流。请患者和家属放心，在这里所有的治疗护理及一切生活需求均由医护人员提供帮助。

91. 进“舱”后有一对一的护士管吗

进“舱”后患者会得到全面的护理照顾，但并不能实现一对一的护士管理。舱内 24 小时均有护理人员值守，随叫随到。所有治疗护理及一切生活需求均由医护人员完成。对于儿童和生活不能自理的患者，医院可以提供 24 小时专人看护，保证患者的安全。

92. “舱”里能探视吗

进入层流洁净病房后，为预防感染、保证患者的安全，需要为患者实施全环境保护，因此谢绝家属探视及陪护。部分医院可以通过探视走廊让家属隔着玻璃窗探视患者，还有部分医院可以通过视频探视系统让患者与亲朋好友进行视频沟通交流。

93. “舱”里有卫生间吗

大部分医院为保持层流病房的洁净环境，并没有设置上下水系统，因此没有卫生间，而是配备坐便椅。护理人员会帮助患者清理大小便，并每日进行消毒处理，房间里不会有异味。极少部分医院设计了专门的洁净水循环系统，因此有卫生间。

94. “舱”里能洗澡吗

患者在进“舱”当天会在药浴间使用皮肤清洁消毒浴液进行淋浴。入住层流病房后，在白细胞恢复到出“舱”标准前，患者需要一直住在“舱”里，“舱”里没有淋浴系统。护理人员会每日或隔日使用温水擦拭患者的头、颜面、颈、前胸、后背及四肢，并在擦浴后协助患者更换无菌病号服。

95. “舱”里能带手机和电脑吗

患者可以带手机、笔记本电脑，或者平板电脑进“舱”。护理人员通过擦拭消毒后传进舱内。患者在移植期间听一些自己喜欢的音乐，舒缓心情，保持阳光的心态。或者看几部喜爱的电影、纪录片，追一部电视剧，可以帮助分散注意力，减轻不适感。

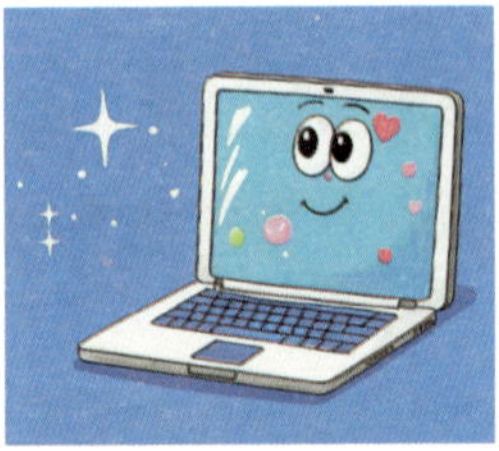

96. “舱”里能带书吗

“舱”内可以携带书籍，但需要提前交给护士送至医院的消毒供应中心进行高温高压蒸汽灭菌。因此书籍封面不可含有塑料膜的成分（有可能熔化），也不建议携带有收藏价值的昂贵书籍（书籍可能受潮，外观可能发生变化）。患者可以带一些造血干细胞移植相关的科普书籍，了解移植相关的知识，能帮助直面疾病，减少对疾病的恐惧。或者带一些自己喜爱的书籍，帮助放松心情，保持阳光的心态，更好地渡过这段困难时期。

97. 平时有剔牙的习惯可以带牙签进“舱”吗

患者在造血干细胞移植期间不可以使用牙签，可以使用牙线。因为牙签的尖端太过锋利，在使用牙签过程中容易刺破牙龈，而患者的血小板及血红蛋白在移植期间会明显下降，更容易出血、感染。因此，建议患者使用牙线代替牙签。

98. 进“舱”的患者是要求家属必须做饭送来吗

患者和家属可根据实际情况选择送餐或医院订餐。家属送餐需将食物装入微波炉专用餐具并用双层塑料袋密封，标记姓名后按时送达。医院食堂提供订餐服务，护士会协助订餐并使用微波炉消毒后发放。

99. 患者平素喜欢吃辣的，进“舱”后可以继续吃辣吗

不可以。化疗本身就可能导致患者口腔黏膜及胃肠道黏膜损伤，辛辣刺激的食物会加重口腔黏膜及胃肠道黏膜的损伤。

100. 造血干细胞移植期间在医院订饭的患者建议吃什么

由于患者需接受超大剂量的化疗，会导致严重的骨髓抑制和免疫抑制，需要食用非常清洁的低菌饮食，以防各种感染的发生。患者如果消化道反应轻微，可以订清淡、易消化、少刺激性的普通饮食。如果消化道反应强烈，没有进食欲望，应进食清淡、少渣、易消化和无刺激性的半流食、流食，如粥、面条、馄饨、鸡蛋羹、米糊、小馒头、牛奶、豆浆等。

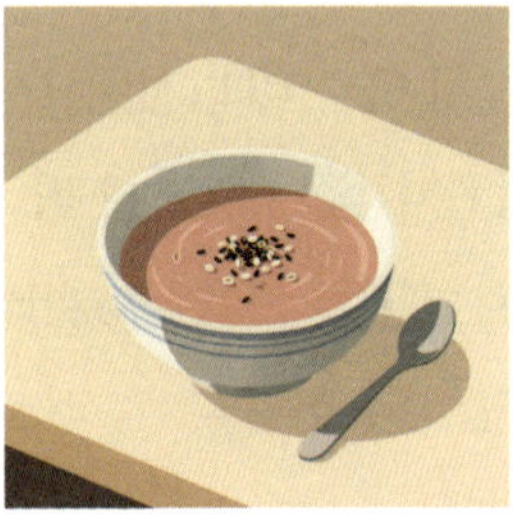

101. 造血干细胞移植期间在医院订饭的患者什么不可以订

不可以订油炸类食品，如油饼、油条、煎鸡蛋、炸丸子等，以免造成或加重腹泻；不可以订有菌食品，如酸奶、酱豆腐等，以免出现感染或腹泻；不可以订带刺的鱼肉以免划伤食管。

102. 造血干细胞移植期间为什么要记出入量

移植期间由于患者进食差，加之化疗药可能影响肾脏功能，需要监测入量是否不足，排尿是否正常。出入量指的是患者 24 小时内所摄入和排泄的液体量。入量指进入人体的所有液体，包括饮食、饮水、药物和输液、输血。出量指从人体排出的所有体液，包括尿液、腹泻量、出血量、引流量等。通常情况，患者入量不足需要补液，出量不足需要利尿。准确记录出入量可协助医生直接了解患者的病情变化，做出正确的判断和治疗。因此，一定要准确记录，切记不要随意估算！

103．如何配合医护人员准确记录出入量

护士每日会在三餐后询问患者进食与饮水情况，患者需要准确汇报进食与饮水的情况，饮水时记好刻度，在一杯水全部喝完后再进行添加，便于自己记忆。汇报食物时要具体到数量，如几两饭、几个、几口、几分之几份（个）菜，一碗、半碗粥等，便于护士估算所含水分。出量通常由护士协助清理大小便时随时记录。护士每日至少进行两次汇总统计并汇报医生。

104．预处理后会有哪些毒性反应

预处理的过程中由于患者接受超大剂量化疗或放疗，多多少少都会出现一些不良反应，如恶心呕吐、腹泻、口腔黏膜炎、出血性膀胱炎、水电解质紊乱等。不过不用过于担心，医生和护士会随时关注患者情况，做出及时处理，为造血干细胞移植全程保驾护航。

105．预处理后的恶心、呕吐会持续多久

造血干细胞移植中使用的化疗药物的致吐性不同，每个人的耐受情况也不同，因此恶心、呕吐发生和持续的时间也有不同。高致吐药如马法兰，一般会在化疗后 24 小时即可出现恶心、呕吐，持续时间因人而异。大部分人会在化疗结束后 1 ～ 2 周逐渐缓解。医生会根据所用药物致吐性的高低给患者采用不同的止吐方案。

106．预处理后的腹泻会持续多久

腹泻通常是因为化疗药导致的肠道黏膜损伤造成的。可能在预处理后几天内出现，持续时间不等。对于大部分患者来说，腹泻通常会在化疗结束后 1 ～ 2 周缓解。

107．预处理后的口腔黏膜炎会持续多久

口腔黏膜炎在造血干细胞移植过程中是比较常见的，尤其是在异体造血干细胞移植中更为明显。通常会在预处理完成后数天内开始，逐渐加重，持续时间一般为 7 ～ 10 天，之后会逐渐开始愈合，在移植后中性粒细胞开始恢复时有所减轻，在中性粒细胞恢复正常后大部分患者均可痊愈。

108. 预处理的时候为什么要含冰块或冰水

并不是所有的预处理患者都需要含冰块或冰水。有一些特殊的药物，如美法仑，在很多研究中明确指出，输注时使用口腔冷疗法（含冰块或冰盐水）可以减少口腔黏膜炎的发生。所以，如果有需要，护士会在输注药物前告诉患者如何进行口腔冷疗。执行口腔冷疗法的认真程度跟口腔黏膜炎的发生有很大的关系，需要引起重视。

109. 在“舱”里打完化疗药不想吃饭怎么办

不想吃饭时建议患者调整饮食为软食、半流质饮食，可以进食一些酸味食物刺激食欲。能经口进食有利于保持自身的胃肠功能，利于后期身体的恢复，因此不想吃饭也应该尽量吃一点，可以少量多餐。

医生会给进食严重受影响的患者加用口服营养制剂，如在两餐之间补充营养粉剂安素。如果营养粉也喝不下去，医生还会加用静脉营养，护士每天会给患者输注营养液。

110. 恶心难受怎么办

医生常规会给每个患者使用缓解恶心、呕吐症状的药物。大剂量化疗期间，注意做到以下几点也可以减轻症状：如果上午 9 点开始化疗，早饭 7 点前吃，吃饭与用药时间间隔 2 小时，当药物在血液中的浓度达到最高时胃内已经基本排空；晚饭晚（18 ～ 19 时）吃，药物基本已经代谢掉了；少吃多餐，进食易消化的饮食，避免油腻厚重的食物；加餐可吃一些固体食物，如饼干等；出现恶心、呕吐时，深呼吸、轻闭双目、放松全身。如确实不能耐受恶心，可随时告知医护人员，医生会临时加用止吐药物帮助患者缓解症状。

111. 在“舱”里饿了怎么办

两餐之间可以吃些不易引起恶心的辅助食物，准备一些不太甜的面包、原味苏打饼干等。也可让送餐的家属随餐送来煮水果，两餐之间食用。此外也可以让医生开一些胃肠营养制剂，如安素（肠内营养粉剂），作为加餐食物。

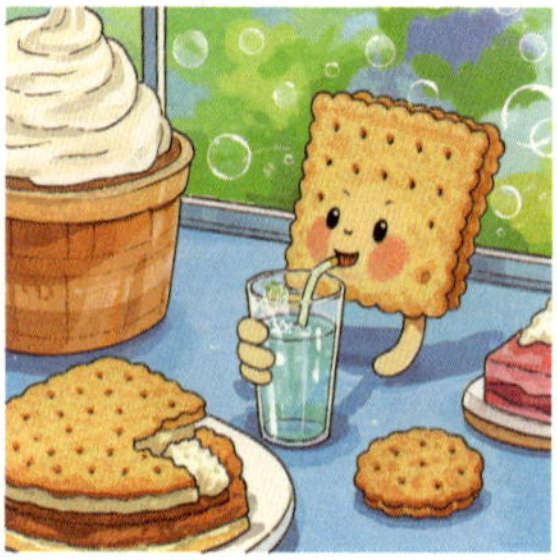

112. 嘴里烂了是怎么回事

化疗药虽可抑制肿瘤，但也会损伤口腔黏膜，加之口腔内微生物在受损黏膜上繁殖，导致口腔黏膜损伤加重。患者遵医嘱用漱口液并做好口腔清洁，可有效预防重度口腔黏膜损伤。

113. 如何预防口腔黏膜炎

口腔黏膜炎是造血干细胞移植患者极易出现的一种并发症。使用大剂量马法兰的移植患者更容易出现。可以在用药过程中含冰盐水的冷疗方法来预防。在移植过程中，坚持漱口也是预防口腔黏膜炎非常重要的措施。患者要在晨起、进食前、进食后及睡前使用医生开具的专用漱口液漱口。漱口方法：先用凉白开漱口冲洗净口腔内的食物残渣。然后使用专用漱口水含在口中，鼓动双颊，使漱口水在口腔内充分接触牙齿、牙龈及黏膜表面，含 1 ～ 2 分钟后吐出。

114. 嘴里疼痛明显怎么办

“舱”内的护理人员每天会检查患者的口腔情况，积极采取预防口腔黏膜损伤的措施。如果发生了口腔问题也不要担心，医护人员还会加用一些治疗药物或仪器进行干预，也会使用一些局部镇痛的漱口液。患者一定要遵医嘱配合使用漱口液并做好口腔清洁工作，注意进食温凉的半流食。随着移植到体内的干细胞长起来，多数患者的口腔黏膜损伤会好转。

115. 嘴里疼得影响吃饭怎么办

疼痛明显时注意进食温度适宜、少渣易消化的半流质或流质食物，补充高蛋白食物，如新鲜的肉泥、嫩肉丸、鱼肉、蛋羹等。不吃口感粗糙的、需反复咀嚼的食物如豆类、绿叶蔬菜的根茎，减少对口腔溃疡面的摩擦刺激。疼痛剧烈影响吞咽时，可以使用利多卡因配制的溶液漱口后再进食。必要时医生会给患者加用静脉输液补充营养。

116．造血干细胞移植期间为什么会拉肚子

造血干细胞移植前预处理使用的某些药物如马法兰等，可直接损伤胃肠道黏膜，引起腹泻。此外，在移植的零期阶段，患者免疫力极低时，极易被外界细菌攻击，引起外源性肠道感染，从而导致腹泻。因此移植期间务必按照医务人员的要求进食或送餐。

117．腹泻的时候如何保护肛周皮肤

患者在造血干细胞移植期间出现腹泻，建议便后先用吸水性强的软纸巾轻轻擦拭，再用柔软的湿巾清洁肛周，便后再用40℃左右的0.5%的碘伏水坐浴清洁肛周。若肛周皮肤感觉疼痛，请及时告知医护人员。若腹泻导致痔疮，可以使用马应龙麝香痔疮膏涂抹以消肿止痛。对于腹泻导致的失禁性皮炎，护理人员会在肛周涂抹一些软膏或使用皮肤保护膜。

118. 腹泻的时候饮食需要注意什么

根据腹泻情况，医护人员会要求患者进食少渣、易消化的半流质（面条、米粥、小馒头）或流质饮食（米汤、口服营养制剂等）。腹泻次数过多时可能需要遵医嘱暂时禁食。护理人员会为患者静脉输液，保证机体营养的需要。同时医生会使用对症的药物治疗。禁食的患者腹泻好转后，恢复饮食应先从米汤、藕粉等开始，然后过渡到煮烂的面条、大米粥等，再加肉沫和菜叶，逐渐由少渣饮食恢复到正常饮食。

119. 造血干细胞移植期间为什么要坐浴

坐浴对造血干细胞移植患者有很多好处，可以清洁消毒肛周，改善局部血液循环、消炎镇痛、促进伤口愈合，适用于预防及治疗痔疮、肛裂、肛瘘及肛周脓肿等情况。因此要求移植患者每日坐浴一次，通常在大便后或睡前进行坐浴。

120. 坐浴的正确方法是什么

具体操作方法是在坐浴盆中放入温热水至能够浸泡过肛门的位置，根据护士要求倒入一定量的碘伏消毒液。水温以不烫手为宜，一般40℃左右。坐浴时间5～15分钟，排便后或肛门疼痛厉害时可以增加每日坐浴次数。坐浴时重点在促进肛门和会阴处的局部循环，而不是把整个屁股和会阴部都浸泡在水中。注意事项包括避免烫伤，如有痔疮出血情形应停止坐浴或缩短坐浴时间，女患者月经期间停止坐浴。

121．什么时候能停止坐浴

造血干细胞移植患者通常在白细胞恢复且稳定后即可停止坐浴。如果存在肛周疾病，如痔疮未痊愈等情况，可以继续坐浴至肛周疾病好转。

122．自体造血干细胞回输后为什么会有血尿

自体造血干细胞回输后患者出现血尿是很常见的现象，主要是因为发生了血红蛋白尿，这是自体造血干细胞回输最常见的不良反应之一。由于造血干细胞在冻存和解冻过程中，部分血细胞可能发生破坏，导致细胞内的血红蛋白释放入血，进而通过尿液排出，形成血尿。但通过增加水分的摄入增加排尿，基本在回输的当晚或第二天血尿就可以消失。

123．出血性膀胱炎是怎么回事

患者在预处理阶段及造血干细胞移植后一段时间内可能发生出血性膀胱炎，表现为排尿不适、排尿疼痛、排尿次数增多、小便带血等症状。移植早期发生出血性膀胱炎多与预处理使用

的药物环磷酰胺的副作用有关，医护人员会采取补液、利尿、预防用药等一系列措施，同时会告知患者多饮水及不憋尿等注意事项。移植后期发生的出血性膀胱炎多数与病毒感染有关，可以在进行上述对症治疗的同时给予抗病毒治疗。医护人员会随时观察病情，及时发现并处理并发症，减轻出血性膀胱炎给患者造成的困扰。

124. 如何预防使用环磷酰胺导致的出血性膀胱炎

针对环磷酰胺导致的出血性膀胱炎，要求患者用药期间在补液的同时还要大量饮水，每天饮水量在 2000 毫升以上，尿量达到 5000 毫升。不仅可以起到冲刷膀胱的作用，还可以稀释尿液中的环磷酰胺代谢产物，减少对膀胱的刺激。患者睡前应排空尿液，并且不要憋尿。此外，医务人员会使用预防性药物，中和环磷酰胺的代谢产物，从而减轻药物带来的膀胱毒性。

125. 在“舱”里来月经了怎么办

女患者在“舱”里来月经，医生会根据血小板水平处理。若血小板水平正常，可不处理。若血小板水平过低，则用药推迟月经或采取减少出血的措施，并适当输注红细胞和血小板制品。月经期间暂停坐浴，便后清洁会阴及肛周，需要帮助时告知医护。因整个移植过程在 20 ～ 35 天，建议进“舱”前备一次性内裤、卫生巾、护理垫等，以备不时之需。

126. 在“舱”里可以锻炼吗

造血干细胞移植患者进行正规的锻炼可以帮助解决关节僵硬、呼吸不畅、食欲差、情绪低落等许多问题，使身体状况有明显的改善。由于病房比较狭小，患者可以进行原地高抬腿踏步和做操的活动。有些医院甚至配备室内自行车供患者锻炼。当患者血小板＜ 10×10^9/L 不适宜下床运动时，可在床上做肌肉收缩练习（如勾脚、握拳、伸展运动、床上抬腿）、呼吸操等。运动应在医护人员的同意和指导下进行，循序渐进是运动遵循的最基本原则。在运动过程中出现任何不适应立即停止。

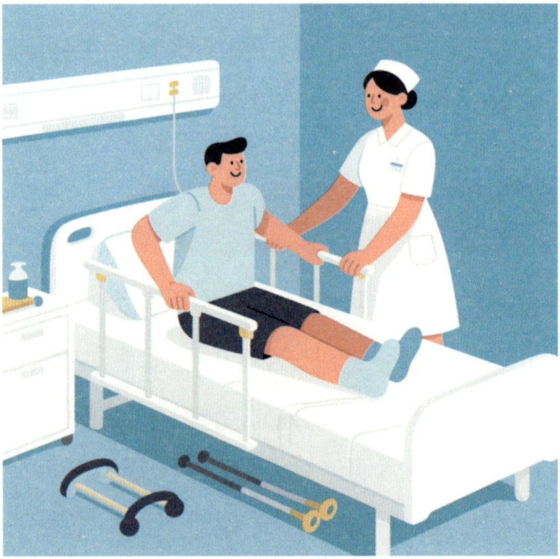

127．“零期”是什么意思

造血干细胞移植过程中，当患者接受预处理后（大剂量的放化疗），会造成骨髓抑制。在此期间患者会出现全血细胞下降，尤其是白细胞，可能会下降至 $0.1\times10^9/L$ 以下，而人体白细胞的正常值通常是 $3.5\times10^9/L\sim9.5\times10^9/L$，因此这一时期被称为白细胞“零期”。这段时间患者的抵抗力非常低，部分患者会出现发热，医护人员会严密监测，给予抗生素保驾护航。通常“零期”会持续一周左右，此后白细胞会逐渐回升。

128．浑身没力气怎么办

大剂量化疗后，随着患者血细胞的全面下降，尤其到了“零期”，大部分患者会出现四肢无力。同时化疗导致的恶心、呕吐、腹泻、食欲缺乏等副作用也会造成患者乏力。出现没力气的情况不用紧张，如果乏力明显一定要及时告知医护人员。护理人员会提供积极的帮助，满足日常生活需要。在此期间，患者也应该注意减少活动，以卧床休息为主。起床应分解动作，每个动作后停顿几秒钟，避免发生头晕、跌倒等情况。

129．造血干细胞回输是什么样的

经过采集后的造血干细胞输入过程与输血相同，输前给予地塞米松等药物，以免引起过敏反应。输入过程中，全程心电监护，护士会严密观察患者的反应，如有心慌、皮肤瘙痒、皮疹、尿痛或尿色变深，请及时告诉护士。造血干细胞回输是移植过程中的重要环节之一，但也不需要把这个过程想象得太可怕。回输比预处理放/化疗要轻松得多，不会引起恶心、呕吐等不适，患者只要积极配合即可完成此过程。

130. 造血干细胞回输过程中会感到不舒服吗

造血干细胞回输过程通常与输血相似，大多数人在这个过程中不会有特殊感觉。少部分患者可能会感到轻度不舒服，但情况因人而异，通常回输结束后症状即可好转。如回输造血干细胞的量比较多、输液速度较快，部分患者会出现胸闷、心慌等症状，部分患者会出现过敏反应如喉咙痒、皮肤红疹等。冻存的干细胞回输时，由于冻存剂的副作用，部分患者会觉得困倦。但请放心，医护人员会密切观察患者的生命体征，及时采取有效措施。

131. 为什么在“舱”里预防感染特别重要

患者在“舱”里预防感染尤为重要，因预处理后造血与免疫功能受损，极易感染。免疫功能丧失时，自身定植的细菌也可能导致感染。故患者需严格完成日常护理，确保眼、耳、鼻、口、肛周及皮肤清洁。

132. 护士为什么隔着一层玻璃给我输液

隔着一层玻璃输液可以减少护士进入层流病房的次数，从而减少外界细菌、病毒等病原体的带入，维护一个相对无菌的环境，降低感染的风险。护士可以通过玻璃观察患者的状况，及时发现任何异常情况，并进行相应的处理。同时，隔着玻璃也可以减少对患者的干扰，让患者能够更好地休息和恢复。

133. 输液的时候患者要看着液体别走空吗

在“舱”内输液的时候，患者不需要一直看着输液管路。因为输液过程中全程使用输液泵，输液泵具有警报功能，一旦输液即将结束或出现其他问题，会及时发出警报。护士也会随时巡视，查看输液情况。患者可以在输液过程中注意自己的身体感受，如有任何不舒服，应及时告知医护人员。

134. 发热就说明感染了吗

造血干细胞移植患者发热并不一定意味着感染。可能是由多种原因导致的，包括药物反应、排异反应或免疫功能变化等非感染性因素。因此，仅凭发热症状并不能直接判断是否感染，需要进行进一步的医学检查和评估，以确定发热的具体原因。医护人员会第一时间给予评估并积极治疗。

135. 发热了怎么办

发热了应立即告知医护人员，并描述有无咳嗽、憋气、腹泻、局部疼痛（如咽痛、头痛、肛周疼痛）、皮疹等伴随症状，医生会进行详细检查，根据病因给予抗生素、退烧药对症治疗。同时可以使用冰袋进行物理降温，把冰袋放置于前额、头顶、颈部和腋下、腹股沟，禁止放在心前区、腹部及脚底。可以适当多饮水，建议每日饮水量 2500 ～ 3000 毫升。在饮食上，建议家属提供高热量、高维生素、高蛋白、低脂肪、易消化的食物，如粥、牛奶、汤类，避免油腻、过硬、辛辣刺激的食物。

136. 在“舱”里为什么需要间断输红细胞和血小板制品

在进行造血干细胞移植期间，由于大剂量放化疗或感染等原因，导致造血功能受到抑制，在白细胞“零期”，同时也会出现血小板降低和血红蛋白下降，容易合并出血和贫血，因此需要输注相应的血液成分来改善患者的一般情况，减少出血风险，纠正贫血。

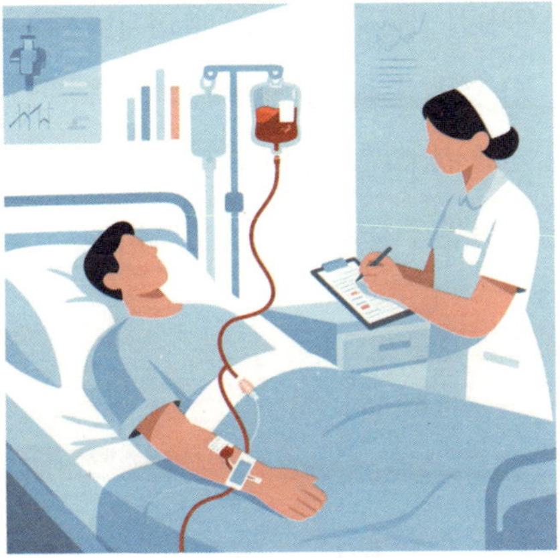

137. “舱”里输血为什么要用一种特殊的输血器

由于进入造血干细胞移植“零期”的患者免疫功能极度低下，不能清除输入的血液制品中所含的有免疫活性的淋巴细胞（白细胞成分）。这些细胞一旦在体内增殖，会对患者正常的组织器官进行免疫攻击和破坏，造成一种致命性输血并发症——输血相关移植物抗宿主病。移植患者使用的特殊输血器叫去白细胞滤器，用来去除血液制品中所含的99.99%的白细胞，作用与辐照（用一定剂量的放射线照射，使淋巴细胞丧失活性）血液制品相似。目的就是预防这一严重的输血并发症。

138. 为什么不把输血器管子里剩余血液冲干净

因为特殊输血器即“去白细胞滤器”不仅可通过滤膜来去

除全血或成分血中的白细胞，还能通过电荷的吸附作用来吸附过滤的白细胞。如果用生理盐水冲管，会将吸附在滤膜中的部分白细胞又冲进患者体内。因此不可用任何液体冲管，管子里会有少量剩余血液制品不能完全输注到体内。

139. 异体造血干细胞移植患者为什么可以输不同血型的血液制品

在异体造血干细胞移植中，供者和受者血型不合是可以做移植的。在异体造血干细胞移植后，供者的红细胞会逐渐在患者体内植活，导致患者的血型逐渐转变为供者的血型。在移植过程中和移植后，医务人员会定期监测患者的血型和血型抗体效价，确保血型的正确性。医务人员会根据患者的检测结果和临床需求，制定个性化的输血策略。在血型转换期间，可能需要输注不同血型的血液制品，以确保输血的安全性和有效性。

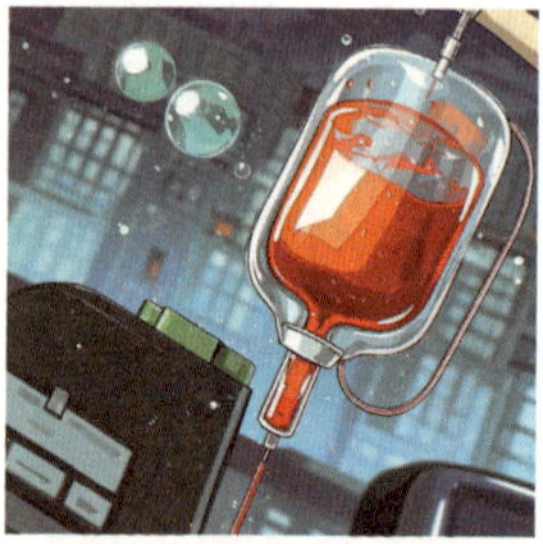

140. 如果供者和受者血型不一样，移植后多久发生血型转换

患者的血型完全转变为供者的血型，这一过程可能需要1～6个月。

141. 异体造血干细胞移植是怎么改变血型的呢

异体造血干细胞移植会清空患者自己的造血系统，同时将供者的造血干细胞输注给患者，一旦输注的造血干细胞在患者体内植活，供者提供的造血功能将取代患者的造血功能。刚开始移植的时候，患者体内红细胞表面仍然是患者原有血型抗原为主，随着供者的造血系统在患者体内逐渐建立起来，此时体内新生成的红细胞表面的血型抗原逐步转化为供者的血型抗原。若供者与受者的血型相同，则不会观察到血型转换的现象。

142. 血小板严重减低时有什么注意事项

当患者的血小板低于 $20 \times 10^9/L$，建议床旁活动。当血小板低于 $10 \times 10^9/L$，应尽量卧床，避免活动。还应注意不挖鼻孔、掏外耳道，不抓挠皮肤，不用力咳嗽、擤鼻涕，不过度用力解大便。如果大便干燥，需告知医护人员，使用通便药物。注意活动时动作缓慢，避免磕碰。不吃硬的、带刺的、辛辣的食物。保持情绪平稳，避免情绪激动。医护人员抽血后，一定要延长按压时间，按照医护人员的要求来做。同时自我观察出血表现，有任何异常立即告诉医生。

143. 重度贫血时有什么注意事项

贫血严重者要以卧床休息为主，避免突然坐起或者站起，采用三步起床法起床。蹲位或坐位（如上厕所）过久要缓慢扶持起立，以免出现一过性脑缺血而导致晕厥。由于乏力，患者有可能不能像平时一样握持物品而容易摔掉手里的东西，如水杯，所以建议不要自己倒开水或者单手倒开水，拿东西尽量用双手。在室内活动注意动作要缓慢，尽量扶着周围固定的东西（如墙、床、扶手）行走。

144. 血细胞什么时候能长起来

造血干细胞成功植入具体表现为白细胞、红细胞、血小板的恢复。移植后，一般白细胞恢复较快，平均时间在造血干细胞输注后 2 周，通常在 28 天内。红细胞的恢复时间取决于多种因素，但一般在移植后 4 周左右恢复到正常水平。血小板恢复时间差异较大，快者可在 2 周左右恢复，慢者可延迟至移植后数月甚至 1 年。

145. 血细胞长不起来怎么办

造血干细胞移植后，成功恢复造血和免疫重建是治愈疾病的关键环节之一，然而部分患者会发生植入失败，包括移植排斥和植入不良。对于移植排斥患者，应进行二次移植；对于植入不良患者可以给予促造血治疗（如雄激素、促红细胞生成素或促血小板生成素等）或 $CD34^+$ 细胞回输或二次移植等方法进行治疗。总之医生会积极采取一系列措施让血细胞长起来。

146. 造血干细胞移植期间家属可以离开医院所在地吗

经常有外地的家属询问："患者移植进'舱'后不需要我送餐，我可以回老家吗？"答案是否定的。造血干细胞移植还是存在一定风险的，医生随时可能需要与家属沟通甚至谈话签字，患者的物品需要根据情况及时补充，这些都需要家属第一时间能够配合来院。因此建议家属不要离开医院所在城市。

147. 在"舱"里要住多久

自体造血干细胞移植的患者由于预处理方案不同，一般需要在"舱"里住 15 ～ 20 天，异体造血干细胞移植一般会在"舱"里住 1 ～ 1.5 个月。根据患者个体差异，通常在"舱"里居住 2 ～ 6 周后白细胞的数量才能恢复到一定水平，可以抵御一般的感染，此时才能出"舱"。

148. 患者在“舱”里期间家属应该做些什么

现在有些移植中心不再要求家属必须送餐，患者进“舱”后家属觉得自己没有什么事情了。其实家属最大的作用就是给予患者心理支持。建议每天给患者打视频电话，有探视条件的可以来院探视，让患者有倾诉的对象，给予患者鼓励、安慰、劝导，帮助患者渡过“舱”内的困难时期。

五 造血干细胞移植后面临问题

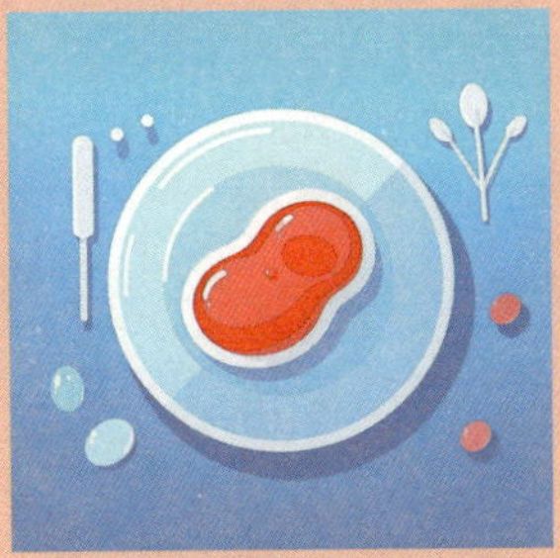

149. 出院后外地患者可以马上回原籍吗

出院后建议外地患者不要马上回原籍。自体造血干细胞移植的患者等复查血常规稳定后再回原籍。异体造血干细胞移植的患者由于恢复时间长，且需要严密监测是否出现急性移植物抗宿主病的情况，建议三个月病情稳定后再回原籍。

150. 造血干细胞移植后需要复查吗

造血干细胞移植后复查是非常重要的。移植后仍有一定比例的患者可能复发，并且移植后还需要防治很多移植相关并发症或合并症，如感染、移植物抗宿主病（针对异体造血干细胞移植）等，所以需要定期进行骨髓穿刺及外周血检查，监测血常规、肝肾功能、病毒感染相关指标、环孢素血药浓度及微小残留病变等，以便及时了解病情变化、发现问题，及时处理。

151. 为什么医生让出院 7 天以后复查血常规

移植后需要监测患者造血系统重建的情况。通常白细胞恢复最快，停用升白针后，中性粒细胞连续三天达到$> 0.5 \times 10^9/L$就算粒系植活。脱离血小板输注，血小板能够$> 20 \times 10^9/L$持续 7 天以上就算血小板植活。由于自体造血干细胞移植的患者出院时往往还没达到血小板的观察天数，所以要求出院后每 7 天复查一次血常规，直至血常规结果稳定，重点关注血小板是否完全稳定。

152. 造血干细胞移植后病就彻底好了吗

造血干细胞移植后并不意味着病就彻底好了。虽然造血干细胞移植是一种有效的治疗方法，但不能保证 100% 的治愈率。移植后的恢复情况取决于许多因素，包括患者的病情、移植的类型、免疫抑制治疗的效果等。即使移植成功，患者仍然要面对包括感染、移植物抗宿主病、复发等诸多问题。因此在移植后，患者仍然需要长期的监测和随访，以评估整体健康状况和疾病的复发风险。

153. 自体造血干细胞移植可以治愈疾病吗

目前自体造血干细胞移植主要的作用是延缓疾病的进展和复发，提高患者生活质量，可以显著延长患者无病生存时间。大部分自体造血干细胞移植的患者后期还需要进行维持治疗。

154. 造血干细胞移植后皮肤为什么会变黑

造血干细胞移植后皮肤变黑是因为色素沉着，可能是大剂量化疗药物应用所致。对于异体造血干细胞移植的患者也有可能是皮肤的排异反应导致的。此外异体造血干细胞移植后，医生根据排异程度使用免疫抑制剂或激素治疗，如环孢素、泼尼松等，这些药物也可导致色素沉着。一般来说，随着排异反应逐渐消退和药物剂量的降低，皮肤颜色会有一定的恢复。

155. 造血干细胞移植后发现体重比进“舱”前下降很多是怎么回事

造血干细胞移植后体重下降可能是由于移植期间身体应激、食欲下降、消化吸收问题、代谢改变或疾病本身等原因引起的。移植过程对身体是一种打击，可能导致能量消耗增加。此外，预处理中大剂量化疗产生的胃肠道副作用，如恶心、呕吐、腹泻等，情绪因素和并发症也可能影响食欲和营养吸收。及时告知医生体重下降情况，医生会进行检查并制订相应的治疗计划，同时患者在恢复期也应积极注意饮食和营养摄入。

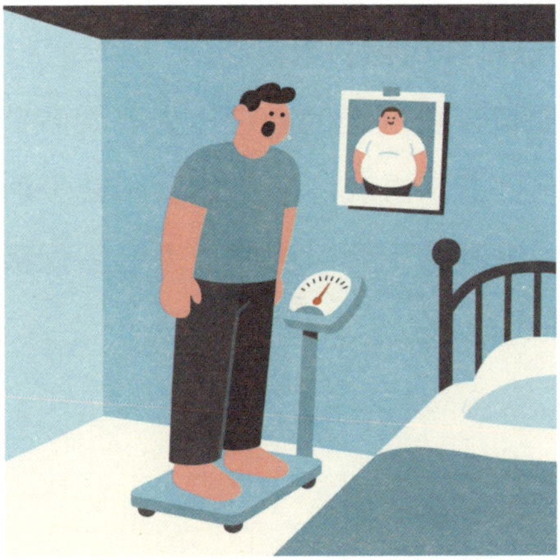

156. 为什么出“舱”以后还是感觉没力气

患者在造血干细胞移植后免疫系统尚未完全重建，同时身体还需要一段时间来适应新的造血系统，这个过程是渐进的，并不是一蹴而就的，所以患者可能会在出“舱”后的初期阶段感到力不从心，觉得疲倦和虚弱。此外，对于异体造血干细胞移植的患者，抗排异药物的副作用和并发症也会对患者的身体产生一定影响，导致疲劳和其他不适感。在此期间，保持良好的作息，注意饮食均衡，若情况严重应及时告知医生。

157. 为什么出“舱”以后还是没有食欲

造血干细胞移植后，患者出“舱”以后仍无食欲的原因可能包括以下几点。首先，大剂量化放疗损伤胃肠道，导致胃肠道功能下降，影响消化功能。其次，对于异体造血干细胞移植的患者，服用的抗排异药物刺激胃肠道，引起恶心等不适。再次，患者可能因移植和恢复过程的心理压力，导致情绪低落、压力过大，进而影响食欲。再次，卧床休息和减少活动量也可能导致肠蠕动减慢，饥饿感下降。因此，患者需积极调整心态和生活习惯，以改善食欲。

158. 为什么血细胞长起来了还要间断输血小板

造血干细胞移植后血小板生成及功能恢复需要时间，并且血小板的恢复时间晚于白细胞，这期间患者的血小板可能偏低，不足以维持正常生理功能，易发生出血等并发症。间断输血小板可补充血小板数量，维持止血功能，预防出血，同时帮助患者渡过恢复期，提高移植成功率。血小板中的细胞因子还可以调节免疫应答，刺激造血干细胞增殖分化，进一步促进造血功能的恢复。因此，即使细胞长起来，患者仍需间断输血小板。

159. 为什么出“舱”以后护士还是嘱咐要预防感染

造血干细胞移植后患者免疫功能尚未完全恢复，易受病原体侵袭，尤其异体造血干细胞移植者需用免疫抑制剂，更增加了感染风险。因此，护士会嘱咐患者采取预防感染的措施，如保持居家卫生、个人卫生、饮食卫生，避免接触感染源，以确保顺利康复。

160. 听说异体造血干细胞移植后会有排异反应，是真的吗

是的。异体造血干细胞移植后，来自供者的移植物在患者体内生长为正常的血细胞，同时还会生成免疫细胞。这些新生

成的免疫细胞会分不清“敌我”，从而对患者的组织器官进行攻击，这时就会发生排异反应。临床上的专业名词叫移植物抗宿主病。

161．异体造血干细胞移植为什么要吃抗排异药

异体造血干细胞移植后吃的抗排异药物（免疫抑制剂）是为了预防排异反应，或者减轻排异反应的程度。

162．急性和慢性移植物抗宿主病是怎么区分的

根据移植物抗宿主病的发病时间、临床表现等综合因素，可以分为超急性、急性和慢性三种。超急性移植物抗宿主病发病于异体造血干细胞移植后 10 天以内；急性移植物抗宿主病发病于异体造血干细胞移植后 100 天以内，主要表现为皮疹、腹泻、黄疸；慢性移植物抗宿主病一般于移植 100 天以后发病。但部分非典型慢性移植物抗宿主病可于移植后 70 ～ 80 天开始发病。

163．急性排异反应的皮肤表现是什么

急性皮肤排异反应首先累及手心、足底、耳后、面颊及颈部，初期有皮肤疼痛或瘙痒，随后可以迅速出现红斑和细小的斑丘疹，呈弥漫对称性。毛囊周围丘疹是皮肤排异的标志性表现。也可以发生于身体的躯干和四肢，皮肤疼痛和皮疹逐渐扩

散融合成片。重度损害时皮肤充血明显，类似晒伤的表现，皮肤疼痛，甚至表皮坏死，皮肤剥脱和水疱形成。最严重的情况可以出现皮肤广泛大疱表皮松解坏死，皮肤出现广泛的剥脱。一旦出现急性皮肤排异现象，患者应该第一时间就诊，早诊断早治疗是避免恶化的关键。

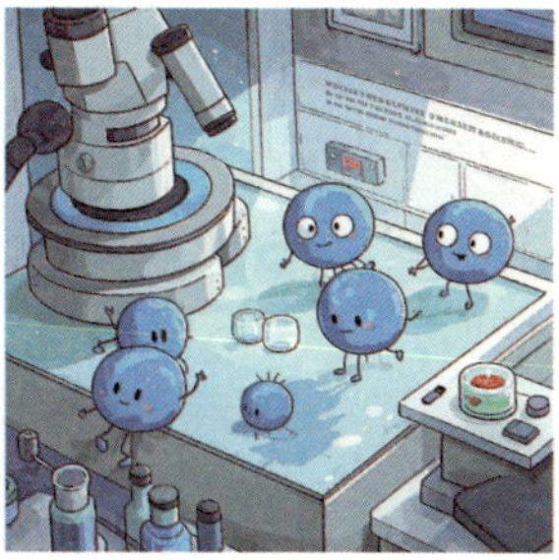

164. 慢性排异反应的皮肤表现是什么

慢性皮肤排异反应的临床表现多与自身免疫性疾病或免疫异常疾病相似。起病缓慢，起初无明显的皮肤表现。主要表现为皮肤色素沉着、异色病、扁平苔藓样皮疹、硬斑病样浅层皮肤硬化、深部硬化病、硬化性皮损。患者发现皮肤有异常应及时就诊。

165. 皮肤的排异反应怎么护理

首先应该尽量避免对皮肤的任何刺激。保持床单位干燥、整洁，定期更换床上用品。患者应穿着棉质、宽松透气的衣物，防止皮肤由于摩擦导致破损。保持皮肤清洁、干燥。不用过热的水洗澡擦身，动作轻柔，防止皮肤损伤，避免使用碱性洗浴产品。皮肤瘙痒者不可用力抓挠。皮肤干燥合并皮屑者，清洁皮肤后使用不含香精及酒精的润肤剂涂抹。白细胞＞ 1×10^9 时，使用婴儿润肤剂涂抹；白细胞＜ 1×10^9 时，可使用微波炉高火消毒 3 分钟后冷却的橄榄油涂抹。

166. 急性排异反应的肠道表现是什么

急性肠道排异反应通常表现为腹泻（褐绿色水样便）、腹痛，可伴有恶心、呕吐和食欲缺乏，严重时伴有腹部绞痛和血水样便，导致电解质紊乱。因此异体造血干细胞移植的患者特别要注意，避免进食容易造成腹泻的食物，以免诱发肠道排异反应。一旦出现腹泻症状应第一时间就诊进行评估。

167. 慢性排异反应的肠道表现是什么

慢性肠道排异反应多表现为食欲缺乏、恶心、慢性腹泻等比较轻微的症状。通常是肠道消化、吸收异常，肠运动功能异常导致的。患者如果出现上述表现也应该及时就诊。

168. 出现移植物抗宿主病一定是坏事吗

移植物抗宿主病是供者来源的造血干细胞在患者体内植活后，来自供者的淋巴细胞对患者的皮肤、肝脏和消化道等器官发生的免疫攻击反应，其严重程度随个体而异。移植物抗宿主病并非只有坏处。轻度的移植物抗宿主病对于预防恶性疾病的复发是非常有益的。所以患者对移植物抗宿主病也不要太恐惧。

169. 造血干细胞移植后发热怎么办

自体造血干细胞移植后 1 ～ 3 个月，异体造血干细胞移植后半年内患者感染的风险都比较高。一旦出现发热症状应该第一时间到移植所在医院急诊进行相关检查，并告知医生自己是一名造血干细胞移植后多久的患者，告知目前用药情况，有利于医生综合考虑与评估。如果患者已经离开移植医院所在地，发热后应第一时间选择正规医院急诊就诊。

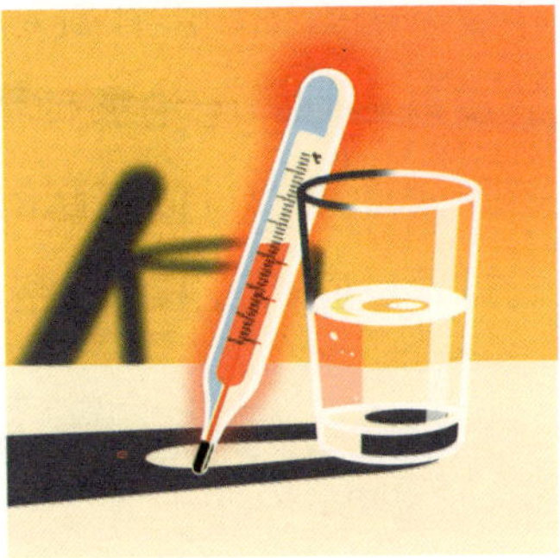

170. 造血干细胞移植后出现拉肚子是怎么回事

拉肚子在医学上称为“腹泻”。移植后由于患者的造血系统、免疫系统尚在逐步恢复中，加之移植期间化疗的毒副作用导致肠道黏膜屏障受损尚在修复中，因此出“舱”后的患者胃肠功能较差。腹泻有可能由三种原因引起：①化疗毒性反应的后遗效应；②感染性腹泻；③异体造血干细胞移植后排异反应的肠道并发症。无论是哪一种原因，患者一旦出现腹泻，应该及时到移植医院或正规三甲医院就诊。同时注意移植后的饮食应该干净卫生、易消化。

171．造血干细胞移植后身上出现红点是怎么回事

造血干细胞移植后身上出现散在的红点有可能是皮疹或出血点。如果红点伴有瘙痒，肯定是皮疹。对于异体造血干细胞移植的患者要高度怀疑是否出现了排异反应（移植物抗宿主病）的皮肤表现。无论哪种情况，均应第一时间到移植医院就诊。如果是血小板过低引起的出血点，可以对症输注血小板；如果是排异反应，医生会调整药物治疗方案或者要求患者住院治疗。

172．出现什么情况需要来医院

造血干细胞移植后三年内需要定期门诊随访，定期检查血常规、生化全套、环孢素浓度、巨细胞病毒抗原抗体、骨髓相关检查等。如果出现发热、腹泻、皮疹，血常规、骨髓、胸片等检查异常，需及时来医院就诊。如果去当地医院就诊，须告知医生为造血干细胞移植术后，以便医生做出正确诊断。

六 造血干细胞移植后居家护理问题

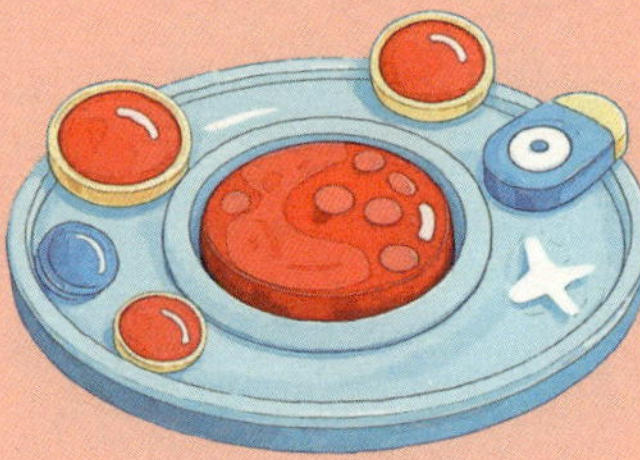

173. 为什么护士说家里需要注意环境卫生

造血干细胞移植出院患者免疫系统未完全恢复，易感染，家里灰尘多易滋生细菌。因此，保持居家环境清洁，每日擦拭尘土，上下午各开窗通风30分钟并注意保暖，对预防感染至关重要。

174. 回家以后可以自由逛街了吗

一般造血干细胞移植后3个月，在血细胞数量稳定前，仍要注意预防感染。避免在外用餐、尽量不去公共场所，避免乘坐公共交通，外出活动或接触外界人群时要戴口罩。异体造血干细胞移植的患者在停用免疫抑制剂前尽量避免去人多拥挤的场所。

175. 回家以后可以参加聚会活动吗

自体造血干细胞移植的患者在免疫系统恢复前（移植后三个月），异体造血干细胞移植的患者在停用免疫抑制剂前，均应避免在外用餐，避免家庭聚会，以免引起感染。

176. 出院后回家吃饭需要分餐吗

造血干细胞移植患者出院回家后需要分餐或使用公筷，尤其异体造血干细胞移植患者在使用激素及免疫抑制剂期间更应注意卫生，避免由于家人携带的细菌或病毒给患者造成感染。

177. 家里能养宠物吗

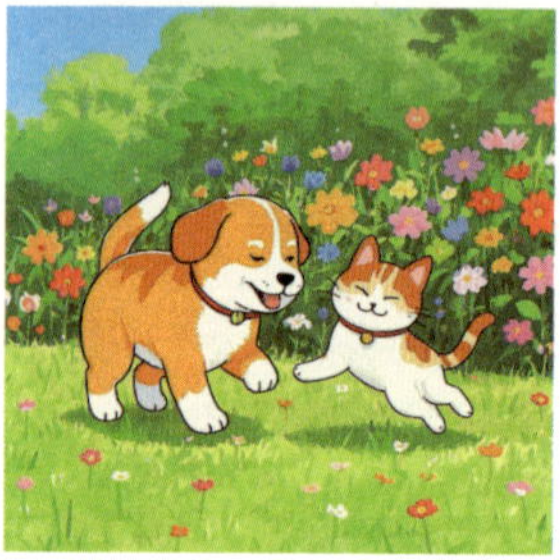

造血干细胞移植后患者免疫系统未完全恢复，养宠物可能增加感染风险，特别是被抓挠或舔咬时。因此，建议至少半年内不养宠物，待免疫功能恢复后考虑。异体造血干细胞移植患者需停用免疫抑制剂后，经医生确认方可饲养。

178. 为什么出门要继续戴口罩

自体造血干细胞移植的患者，在白细胞稳定前，尤其最初 3 个月，免疫系统尚未完全恢复。异体造血干细胞移植的患者在服用免疫抑制剂期间，免疫功能受到抑制。因此外出活动或接触外界人群时要戴口罩，以预防感冒或感染其他呼吸道传染病。

179. 食欲恢复了为什么还嘱咐患者不能吃油腻的食物

造血干细胞移植后患者的胃肠功能尚在恢复中，因此需要逐渐增加进食量。可以摄入高蛋白、高维生素、营养丰富的食物，如鸡肉、牛肉、羊肉、芹菜等。但不能食入不易消化吸收的食物（如烤鸭），以及生冷硬的食物，以免引起腹泻。对于异体造血干细胞移植的患者，油腻食物引起腹泻有可能诱发移植物抗宿主病的发生。

180. 回家以后可以随便吃水果了吗

如果患者没有腹泻症状，白细胞已稳定在 3×10^9/L 以上，血小板回升到 20×10^9/L 以上。鼓励逐渐增加新鲜的水果、蔬菜，但水果必须削皮后食用。先从 1/4 个苹果开始尝试，没有不良反应再逐渐增加，直到一整个。不吃不易清洗及易腐烂的水果，如草莓、葡萄等，不吃已经有少量腐烂的水果。

181. 什么时候可以自由进行户外活动

当患者白细胞大于 3×10^9/L、血小板大于 50×10^9/L，移植后 3 个月可逐步增加户外活动时间，定期外出散步。外出活动应选择空气良好的场所。造血干细胞移植后患者不但免疫力低下，而且大部分患者双下肢肌肉略有萎缩，因此应先室内、后室外，循序渐进地进行活动，以恢复体力，增强抵抗力。

182. 什么时候可以进行体育锻炼

造血干细胞移植后半年，患者如果没有出现相关并发症，造血系统恢复良好，自我感觉体力较前明显提高，可以适当进行体育锻炼。但一定注意循序渐进，避免剧烈运动，避免劳累，可以从快走、慢跑、骑自行车等方式开始运动。

183. 什么时候可以恢复性生活

造血干细胞移植后患者复查造血系统指标恢复正常，血小板基本正常且稳定，自觉体力明显好转，可以尝试恢复性生活。

七 其他

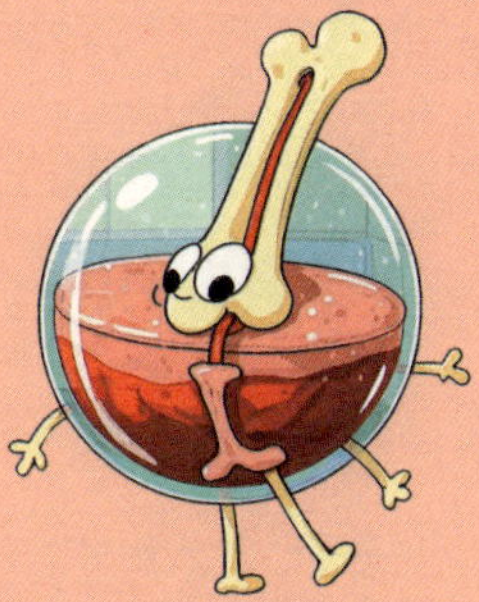

184. 中华骨髓库是干什么的

中华骨髓库是中国造血干细胞捐献者资料库，统一管理和规范开展造血干细胞志愿捐献者的宣传、组织、动员，进行 HLA（人类白细胞抗原）分型，为重症血液病患者检索配型相合的造血干细胞捐献者，并提供移植相关服务等。

185. 中华骨髓库志愿者捐献的程序是什么

申请成为中华骨髓库志愿者，可向当地红十字会提出，需在 18 ～ 45 周岁，身体健康，无经血液传播的传染病。志愿者报名后，将收到捐献指南，需完成验血并储存 HLA 分型。加入骨髓库仅为登记，待有匹配患者时再作捐献准备。

186. 如何从中华骨髓库获得援助

需要进行造血干细胞移植治疗的患者，可以通过省级卫生行政部门确认的移植医院的主管造血干细胞移植的医师，向中华骨髓库总库管理中心查询。通过中华骨髓库进行配型检索的流程，如果初次检索就找到了 HLA 相合的捐献者，移植医生会联系患者进行 HLA 分型再次核对检测和 HLA 高分辨检测工作，进一步确认相合后，将与患者讨论捐献者的造血干细胞采集和患者移植的具体事项。

187. 加入中华骨髓库后多长时间能找到合适的配型供者

加入中华骨髓库后，患者需进行 HLA 高分辨检测，约 2 周内出结果。医生提交配型申请，7 ～ 10 个工作日内获得检索结果并排序志愿捐献者。骨髓库确认捐献意愿后，进行高分辨检测需 2 ～ 4 周，再经 2 ～ 4 周体检。体检合格后，确定干细胞采集日期。整个过程从入库到确定供者需要 3 ～ 4 个月。如果没有合适的配型，需等待的时间更长。

188. 可以私下联系志愿者尽快捐献吗

鉴于造血干细胞移植国际惯例的“双盲原则”，骨髓库和移植医院需要对供者及患者信息保密，要完全尊重志愿者意愿。因此，不能私下联系志愿者。

189. 无关供者在患者移植前突然不愿意捐献怎么办

如果遇到供者“悔捐”，有两种办法可以解决：可立即找有血缘关系的任何亲属供者提供造血干细胞，疗效与 HLA 相合的无关供者移植基本相似；也可以紧急查询脐血库，获取脐血造血干细胞。

190. 造血干细胞移植后头发什么时候能长出来

由于患者预处理方案不同，接受化疗药的品种及剂量有所不同，因此每个患者恢复头发生长的时间也不太一样。有的患者出“舱”的时候已经有头发茬长出来了，有的患者出“舱”后暂时边长边掉。通常来说需要 2 ～ 3 个月才能长出正常头发。有些患者头发会变得更浓密，有的还会从直发变成卷发。

191. 造血干细胞移植后能正常生孩子吗

造血干细胞移植可能影响生殖能力，导致不孕不育，但并非绝对。部分患者移植后仍能顺利生育。如有生育计划，建议提前咨询妇产科或生殖医学专科医生，了解相关方案、可行性及费用，做好预案。

192. 造血干细胞移植后什么时候能恢复正常的工作和学习

恢复工作和学习前务必咨询医生。自体造血干细胞移植患者需 3 ～ 6 个月，待造血功能恢复且健康状况良好后，可恢复正常生活工作。异体造血干细胞移植患者，配型相合者需休养半年至一年，配型不合者则需休养一年以上。已恢复者应避免过度劳累，避免从事农牧业、接触化学物质或微生物的工作，以防感染或复发。